Juan A. Lomba

Craniosacrale Osteopathie
in der Kinder- und Erwachsenenpraxis

Pflaum Physiotherapie
Herausgeberin: Ingeborg Liebenstund

Juan A. Lomba
unter Mitarbeit von Gisela Schröder

Craniosacrale Osteopathie
in der Kinder- und Erwachsenenpraxis

Eine neurophysiologische Technik

Mit Beiträgen von Kathi Exner-Panne,
Ute Gerresheim und Dr. Gisela Zehner

3., überarbeitete und erweiterte Auflage

Pflaum

Anschrift der Autoren:
Juan A. Lomba und Gisela Schröder
Praxis für Naturheilverfahren und Physiotherapie
Teutonenstr. 39
58509 Lüdenscheid

Impressum

CAVE / Warnhinweis:
Bitte beachten Sie: Die medizinische Entwicklung schreitet permanent fort. Neue Erkenntnisse, was Medikation und Behandlung angeht, sind die Folge. Autoren und Verlag haben größte Mühe walten lassen, um alle Angaben dem Wissensstand zum Zeitpunkt der Veröffentlichung anzupassen. Dennoch ist der Leser aufgefordert, Dosierungen und Kontraindikationen aller verwendeten Präparate und medizinischen Behandlungsverfahren anhand etwaiger Beipackzettel und Bedienungsanleitungen eigenverantwortlich zu prüfen, um eventuelle Abweichungen festzustellen.

Die Deutsche Bibliothek – CIP-Einheitsaufnahme
Ein Titeldatensatz für diese Publikation ist bei der Deutschen Bibliothek erhältlich.

ISBN 978-3-7905-0979-3

© Copyright 2009 by Richard Pflaum Verlag GmbH & Co. KG
München • Bad Kissingen • Berlin • Düsseldorf • Heidelberg

Alle Rechte, insbesondere die der Übersetzung, des Nachdrucks, der Entnahme von Abbildungen, der Funksendung, der Wiedergabe auf fotomechanischem oder ähnlichem Wege und der Speicherung in Datenverarbeitungsanlagen, bleiben, auch bei nur auszugsweiser Verwertung, vorbehalten.
Die Wiedergabe von Gebrauchsnamen, Handelsnamen, Warenbezeichnungen usw. in diesem Werk berechtigt auch ohne besondere Kennzeichnung nicht zu der Annahme, dass solche Namen im Sinne der Warenzeichen- und Markenschutzgesetzgebung als frei zu betrachten wären und daher von jedermann benutzt werden dürften. Wir übernehmen auch keine Gewähr, dass die in diesem Buch enthaltenen Angaben frei von Patentrechten sind; durch diese Veröffentlichung wird weder stillschweigend noch sonst wie eine Lizenz auf etwa bestehende Patente gewährt.

Satz: Elisabeth Schimmer, Ergoldsbach
Druck und Bindung: Druckerei Sommer, Feuchtwangen

Informationen über unser aktuelles Buchprogramm finden Sie im Internet unter: http://www.pflaum.de

Inhalt

Geleitwort		9
Vorwort zur dritten Auflage		11
Vorwort zur ersten Auflage		12
1	**Grundlagen zum Verständnis des craniosacralen Systems**	15
1.1	Die Entdeckung des craniosacralen Systems	15
1.2	Palpation und Beurteilung des craniosacralen Pulses	16
1.3	Thalamus und Visualisation – oder: mit den Fingern sehen	17
1.4	Die Bewegung des craniosacralen Systems	18
1.5	Spezifische Strukturen des craniosacralen Systems	20
2	**Ventrikelsystem und Liquorzirkulation**	23
2.1	Bildung und Zirkulation des Liquors	24
2.2	Die Rückresorption	25
3	**Das intracraniale Membransystem**	26
3.1	Meningen	26
3.1.1	Pia mater	27
3.1.2	Arachnoidea	27
3.1.3	Dura mater	27
3.2	Tentorium cerebelli	29
3.3	Falx cerebri	30
3.4	Falx cerebelli	30
3.5	Diaphragma selli	30
3.6	Membranen des Schädels und Blutkreislauf	31
3.7	Das extracraniale Membransystem	33
3.8	Schädelnähte	33
3.8.1	Aufbau der Suturen (Abb. 3.4)	34
3.8.2	Suturale Kompressionen	35
3.8.3	Suturentypen	36
3.8.4	Behandlung der Suturen	36
4	**Geburtstraumatische Prozesse aus der Sicht der Craniosacralen Osteopathie**	45
4.1	Das „physiologische Geburtstrauma"	49

Inhalt

4.2	Kaiserschnitt	51
4.3	Vakuumextraktion	51
4.4	Zangenextraktion	52
5	**Die Behandlung von Säuglingen und Kindern**	**54**
5.1	Die Befunderhebung	54
5.1.1	Anamnese	54
5.1.2	Untersuchung	54
5.2	Die Entwicklung des Säuglingsschädels	58
5.3	Die Schädelknochen des Säuglings und ihre Behandlung	61
5.3.1	Os occipitale	61
5.3.2	Os sphenoidale	65
5.3.3	Os temporale	69
5.3.4	Os frontale	69
5.3.5	Os parietale	71
5.3.6	Os ethmoidale	71
5.3.7	Maxilla	71
5.3.8	Mandibula	71
5.3.9	Atlas	72
5.3.10	Die Schädelfontanellen	73
5.4	Das KiSS-Syndrom nach Lomba/Opalka	77
5.4.1	Das KiSS-Syndrom – nicht existent oder tägliches Brot?	77
5.4.2	Diagnostik	79
5.4.3	Körperliche Untersuchung	80
5.4.4	Anamnese und weitere Diagnostik	81
5.4.5	Komplextherapie	82
5.4.6	Fallbeispiel: KiSS-Behandlung bei einem vier Monte alten Säugling	83
5.5	Weitere Behandlungstechniken für Säuglinge und Kinder	84
5.5.1	Intraorale Techniken	84
5.5.2	Kombinationstechniken Schädel-Viszerum	86
5.5.3	Thoraxtechniken	93
5.5.4	Viszerale Techniken	97
5.5.5	Beckentechniken	100
5.5.6	Occiput-Sacrum-Techniken	104
5.5.7	Osteopathie auf dem Schoß	105
6	**Die Schädelbasis – Anatomie und Behandlung**	**111**
6.1	Aufbau der Schädelbasis	111

6.2	Funktionsstörungen an der Schädelbasis	114
6.3	Fehlstellungen des Sphenobasilargelenkes	114

7 Der Hirnschädel – Anatomie und Behandlung ... 124
7.1	Os occipitale	125
7.2	Os frontale	133
7.3	Os temporale	139
7.4	Os parietale	145
7.5	Os sphenoidale	150

8 Gesichtsschädel – anatomische Grundlagen und Behandlung .. 157
8.1	Os zygomaticum	157
8.2	Os ethmoidale	161
8.3	Os vomer	162
8.4	Os lacrimale	164
8.5	Ossa nasalia und Concha nasalis inferior	165
8.6	Maxilla	169
8.7	Os palatinum	174
8.8	Mandibula	176
8.9	Os hyoideum	183

9 Die Hirnnerven ... 185

10 Das Kiefergelenk ... 200
10.1	Anatomie und Biomechanik des Kiefergelenks	203
10.2	Die Bedeutung der Zähne in der Craniosacralen Osteopathie	207
10.3	Bionator- und Crozat-Therapie	208

11 Os sacrum und Os coccygis – Anatomie und Behandlung ... 210

12 Die Körperfaszien – Anatomie und Behandlung ... 212
12.1	Aufbau und Funktion der Diaphragmata	212
12.2	Traumatisierung und Funktionsstörungen	212
12.3	Psychische Traumatisierungen und Energiezysten	214
12.4	Panzerungen und ihre Behandlung	216
12.4.1	Oculare Panzerung	216
12.4.2	Orale Panzerung	216
12.4.3	Collare Panzerung	216
12.4.4	Thorakale Panzerung	218
12.4.5	Diaphragmale Panzerung	221

Inhalt

12.4.6 Abdominale Panzerung 221
12.4.7 Beckenpanzerung 222

13 Allgemeine Hinweise für die craniosacrale Praxis 229
13.1 Zusammenhänge im menschlichen Körper 229
13.2 Das überstimulierte Segment 231
13.3 Mögliche vegetative Reaktionen während und nach der Therapie .. 232
13.4 Die manuelle Lymphdrainage als ergänzende Therapieform 233
13.5 Schwangerschaftsbegleitung mit Craniosacraler Osteopathie 234

14 Bildgebende Verfahren 236

15 Das orofaziale System aus Sicht der Logopädie 243
Ute Gerresheim (Logopädin/Heilpraktikerin)
15.1 Störung der Saugfunktion bei Neugeborenen und Säuglingen 245
15.2 Zungenfehlfunktionen bei Kindern und Erwachsenen 247
15.3 Beispielhafte Therapieziele und -schritte in der Logopädie 249
15.3.1 Arbeit mit Säuglingen und Kleinkindern 249
15.3.2 Arbeit mit Kindern im Vorschulalter 249
15.3.3 Arbeit mit Jugendlichen im Schulalter und Erwachsenen 250
15.3.4 Der offene Biss aus logopädischer Sicht 251
15.4 Auswirkungen von Zungenfehlfunktionen 253

16 Kieferorthopädie 255
Dr. Gisela Zehner (Zahnärztin)
16.1 Die Entwicklung einer Kieferanomalie 257
16.2 Ganzheitliche Therapie 259
16.2.1 Prophylaxe 259
16.2.2 Apparative Behandlung 260
16.2.3 Begleitbehandlungen 261

Literatur 262

Sachregister 264

Verzeichnis der Grifftechniken 268

Geleitwort

Ich erinnere mich noch genau daran, was ich während meines Studiums von meinen Anatomieprofessoren lernte. Sie zeigten uns Leichen, die wir später auch seziert haben, und behaupteten, dass viele Strukturen auch bei lebendigen Menschen keine Rezeptoren und Bewegungsmöglichkeiten hätten. Ich war immer von der Anatomie begeistert und beschloss schon während des Studiums, auch Anatom zu werden, beziehungsweise funktioneller Neuroanatom.
In der Tat sind Leichen bewegungslos, und das gibt uns den Eindruck, dass bestimmte Strukturen keine Beweglichkeit hätten. Daran glaubte auch ich jahrelang.

Während meiner akademischen Karriere traf ich viele Therapeuten, die oft spannende Fragen bezüglich der „lebendigen" Anatomie stellten. Dabei stellte ich fest, dass therapeutische Methoden, wie die Craniosacrale Osteopathie, die auf Bewegungen der Knochen- und Hirnhäute und deren Rezeptoren basieren, doch eine funktionelle Erklärung hatten. Meine Neugier wuchs und ich suchte nach Erklärungen, die mir meine früheren Anatomieprofessoren nicht geben konnten. Ich stieß auf zahlreiche wissenschaftliche Studien zum Beispiel über die Faszien und das Nervensystem: eine unmittelbare plastische Verformung als Reaktion war durchaus möglich. Wir wissen, dass schon in den 30er Jahren Still und Sutherland über Bewegungen sprachen, die am Schädel anfangen. Sutherland bezeichnete diese Bewegungen als „primäre Atmungsbewegungen". Das heißt, das Craniosacrale System weist autonome Rhythmen auf.

Inzwischen lernte ich Herrn Juan A. Lomba kennen. Er zeigte mir mit seiner Ruhe, seinen Erfahrungen, Geschichten und Kenntnissen eine neue dynamische Form der Untersuchung und der Therapie. Ich las sein Buch „Craniosacrale Osteopathie in der Kinder- und Erwachsenenpraxis – Eine neurophysiologische Technik" mit großer Freude und nahm an einem seiner Kurse teil. Da konnte ich direkt in und mit meinem Körper alles spüren, was in seinem Buch dargestellt war: Eine faszinierende Welt eröffnete sich für mich. Ich verstand deutlicher die Aussage: „Das Nervensystem ist ein Ganzes, unteilbar und entfaltet sich nur aus didaktischen Gründen!". Es war eigentlich nichts anderes zu erwarten gewesen. Der Mensch ist ein Ganzes und reagiert also als ein Ganzes. Das Zusammenwirken von Nerven, Sehnen, Faszien, Rezeptoren, Tastsinn, Druck, Propiozeptoren u.a. zeigt uns, dass der menschliche Organismus in seinen Bewegungen und seinem Verhalten rezeptorgesteuert ist.

Geleitwort

Beeindruckend bei der Caniosacralen Therapie sind gerade die bei den behandelten Personen auftauchenden Emotionen und Erinnerungen. Sie zeigen uns, was für eine Speicherkapazität der Organismus besitzt und wie unzählige Verbindungen funktionieren.

Jetzt habe ich die große Freude und Ehre, die Neuauflage des Buches von Herrn Lomba lesen und das Vorwort dazu schreiben zu dürfen. Ihm, seinem Buch und allen Lesern wünsche ich viel Erfolg und viele neue Kenntnisse bzw. Anregungen.

Prof. Dr. Nelson Annunciato
Neurowissenschaftler

Vorwort zur dritten Auflage

In den letzten Jahren ist die Craniosacrale Osteopathie durch zahlreiche Veröffentlichungen sehr populär geworden. Das Interesse für diese Therapieform ist in vielen Fachrichtungen geweckt worden.

In der Praxis stellen sich uns täglich neue Herausforderungen: unsere Patienten kommen mit komplexen Krankheitsbildern, die eine komplexe Behandlung verlangen. Die Kompetenz des Therapeuten zeigt sich dann, wenn er es versteht, die Fülle der Symptome in das richtige Raster zu setzen und doch den Blick für das Ganzheitliche zu bewahren.

Auch mit dieser neuen Auflage möchte ich mich bei all den Menschen bedanken, die mit gesundheitlichen Störungen in meine Behandlung kamen und mir so die Wirksamkeit der Osteopathie aufs Neue bestätigt haben.

Die dritte Auflage wurde durch zwei wichtige Kapitel zum Thema KiSS-Syndrom und zur Behandlung von Säuglingen und Kleinkindern ergänzt.

Leben ist Bewegung, die Technik ist Wissenschaft, die Erklärung eine Philosophie und die Verbindung von beidem die hohe Kunst der Therapie.

Juan A. Lomba

Vorwort zur ersten Auflage

Von unserem Zeitalter, in dem bei computergesteuerten Operationen einerseits, durch hochwirksame Medikamente andererseits spektakuläre Ergebnisse erzielt werden, lässt sich feststellen, dass die Menschen zwar immer älter, nicht aber gesünder werden. Insbesondere steigen die Befindlichkeitsstörungen in rasanter Weise wie z.B. unbegründete Angstzustände, Schlafstörungen, Kopfschmerzen, Hormonstörungen, Konzentrationsschwäche und Überaktivität bei Kindern.

Die Wissenschaft hat ein immer präziseres Wissen über die Körperchemie, die Pharmakologie kann immer spezifischere Medikamente einsetzen, und die Kenntnisse der Biomechanik des Körpers sind auf einen hervorragenden Stand gebracht worden. Die bildgebenden Verfahren erlauben uns einen ausgezeichneten Einblick in die einzelnen Körperstrukturen mit immer genauerer Differenzierung des Gewebes.

Gleichzeitig wuchs in den letzten Jahren das Interesse an alternativen und komplementären Therapiemethoden überall auf der Welt. Der Wunsch, mit Hilfe einer solchen Heilweise gesund zu werden, wird immer größer. Im Rahmen dieses Bedürfnisses, aber auch Bedarfs, kann die Craniosacrale Osteopathie eine große Lücke schließen. Denn schließlich bringt eine mechanische Dysfunktion noch immer große Probleme für den gesamten Organismus. Die Aufmerksamkeit der manuell tätigen Therapeuten sollte deshalb stets auf Querverbindungen zwischen manuellen Techniken, Kieferorthopädie, Logopädie und Psychotherapie gerichtet sein.

Jedes Trauma bewirkt eine Speicherung von Energie, die oft vom Bindegewebe nicht neutralisiert werden kann. Bei einem Unfall z.B. gilt es nicht nur, die strukturellen Schädigungen zu korrigieren. Auch die emotionale Ebene muss betrachtet werden, weil durch ein Trauma Dauerstress für den Organismus ausgelöst werden kann. Mit Hilfe der Cranialen Osteopathie gelingt es, den Patienten von dieser Überbelastung zu befreien und den wichtigen Selbstheilungskräften des Körpers freie Entfaltung zu ermöglichen.

In diesem Sinne stellt das Buch die vielfältigen Bezüge der Cranialen Osteopathie zu anderen medizinischen Disziplinen an Beispielen aus der täglichen Praxis dar. Möge es dazu beitragen, die interdisziplinäre Zusammenarbeit zum Vorteil der Patienten zu fördern.

Allen, die an diesem Buch mitgearbeitet haben, möchte ich meinen besonderen Dank aussprechen: dem Verlag für die Bereitschaft, dieses Werk zu veröffentlichen, besonders Herrn Kannegiesser für die ermutigenden Gespräche, Frau

Vorwort zur ersten Auflage

Liebenstund für Korrekturen und fachliche Beratung, dem Grafiker Hans Richter für die geduldige Erstellung der Fotografien, Sabine Jungkurth und Herrn Becker für Graphik und Design des Bildmaterials, der Logopädin Ute Gerresheim, die mir wertvolle Hinweise aus logopädischer Sicht gab, Frau Dr. Zehner für den kieferorthopädischen Beitrag, Felix Müller für die Hilfe am Computer, meinen Kindern Anabel und Fabio für ihre Mitarbeit bei den Fotos und meiner Lebensgefährtin Gisela Schröder für ihre geleistete Arbeit an diesem Buch. Ich danke auch meinen vielen Helfern, die nicht namentlich erwähnt werden.

Juan A. Lomba

Hinweise für die Benutzung des Buches

- ▷ Bei der Beschreibung der einzelnen Techniken verwende ich das spanische Wort: Mobimiento = Bewegung, Bewegungsqualität.
- ▷ Mit den Begriffen Kopfhand und Fußhand ist Folgendes gemeint:
  Die Hand des seitlich vom Patienten stehenden Therapeuten, die dem Kopf des Patienten zugewandt ist, wird mit Kopfhand bezeichnet, die Hand, die den Füßen des Patienten zugewandt ist, als Fußhand.
- ▷ Statt Daumenballen wird bei der Beschreibung der Techniken das Wort Thenar verwendet.

1 Grundlagen zum Verständnis des craniosacralen Systems

Das craniosacrale System ist ein neuroanatomisches System, das bei allen Lebewesen, die Gehirn und Rückenmark besitzen, existiert. Es formt sich während der embryonalen Entwicklungsphase im Mutterleib aus und arbeitet bis zum Tod. Treten Störungen auf, die das Gleichgewicht dieses Systems beeinträchtigen, können auch Gehirn und Rückenmark als Anteile des craniosacralen Systems in Mitleidenschaft gezogen werden.

Auch auf der emotionellen Ebene kann dieses System stark beeinflusst werden. Resultate sind Störungen von vegetativen und motorischen Funktionen. Diese Funktionsstörungen beeinträchtigen den gesamten Menschen.

Das craniosacrale System steht in ständiger Beziehung zum Nerven-, Gefäß-, Lymph-, endokrinen und respiratorischen System. Der Craniosacral-Therapeut arbeitet regulierend an diesem feinen Mechanismus und setzt selbstregulierende Impulse in diesen Systemen frei.

Bei Berücksichtigung bestimmter Aspekte können keine Nebenwirkungen auftreten. Das System selbst entscheidet, in welcher Form und zu welchem Zeitpunkt eine Veränderung stattfindet.

1.1 Die Entdeckung des craniosacralen Systems

Es wurde erstmals von William Sutherland, Schüler der American School of Osteopathy in Kirksville, anfangs des 20. Jahrhunderts entdeckt. Ihm fiel beim Betrachten von verschiedenen Schädelpräparaten die unterschiedliche Struktur der einzelnen Schädelnähte ins Auge. Sie ließen ihn an Gelenkflächen denken. Nach vielen Untersuchungen und Nachforschungen baute er sich schließlich einen Football-Helm mit Hilfe von Schrauben, Ösen und Gelenken so um, dass er damit, bei Aufsetzen des Helmes, in der Lage war, gezielten Druck auf jeden einzelnen Schädelknochen auszuüben. Die Auswirkungen des Druckes beobachtete er und wertete sie aus. Ungefähr zu diesem Zeitpunkt begann er seine Studien auch auf die Schädel von Patienten auszudehnen. Bei seinem Experiment, Druck auf den gesamten Schädel auszuüben und jede Knochenbewegung zu unterbinden, bemerkte er den gleichbleibenden rhythmischen Puls am Kreuzbein. Lange Untersuchungen folgten, bis er dann 1925 die erste Arbeit über den craniosacralen Rhythmus veröffentlichte.

1.2 Palpation und Beurteilung des craniosacralen Pulses

Die Bewegungen des cranialen Systems werden auch als craniosacraler Puls oder craniosacraler Rhythmus bezeichnet. Am leichtesten ist er am Sacrum und Occiput zu ertasten. Bei zunehmender Erfahrung und Sensibilität ist es möglich, die Bewegungen überall im Organismus zu spüren und zu beurteilen. Es sind dann sogar die Amplituden an Knochen, die eigentlich nicht direkt mit dem Membransystem verbunden sind, spürbar, z.B. im Unterkieferbereich.
Sind diese Amplituden zu schwach, ist der Patient in einem geschwächten Zustand und so anfällig für Krankheiten. Das Gegenteil kann auch der Fall sein: Zeigen die Amplituden die volle Stärke, haben die Patienten eine gute Vitalität. Verläuft der craniale Rhythmus dabei allerdings nicht symmetrisch, deutet das auf pathologische Vorgänge hin. Es handelt sich dann um eine Dysfunktion im cranialen System, ausgelöst durch Entzündungen oder alte Verletzungen. Auch Operationsnarben können den energetischen Fluss blockieren und das Gleiten der Körperfaszien behindern.
Diese Mikrobewegungen werden von den Fingern des Therapeuten aufgenommen und ausgewertet. Bei genügender Erfahrung lassen sich Restriktionen und Organstörungen wahrnehmen und entsprechend behandeln. Ein ausgeglichenes craniales System weist harmonische und seitengleiche Bewegungen auf.

1.3 Thalamus und Visualisation – oder: mit den Fingern sehen

Während einer Behandlung ergibt es sich manchmal, dass der Therapeut eine Technik anwendet, man könnte sogar sagen, das Bedürfnis hat, einen besonderen Griff auszuführen, der nicht unbedingt in einen logischen Behandlungsaufbau passt. Es ist auch möglich, dass der Therapeut während der Behandlung eine Idee des vorliegenden Traumas bekommt, auch wenn es beim Patienten selbst noch im Unterbewusstsein liegt (s. Upledger, Somato Emotionale Praxis in der Cranio-

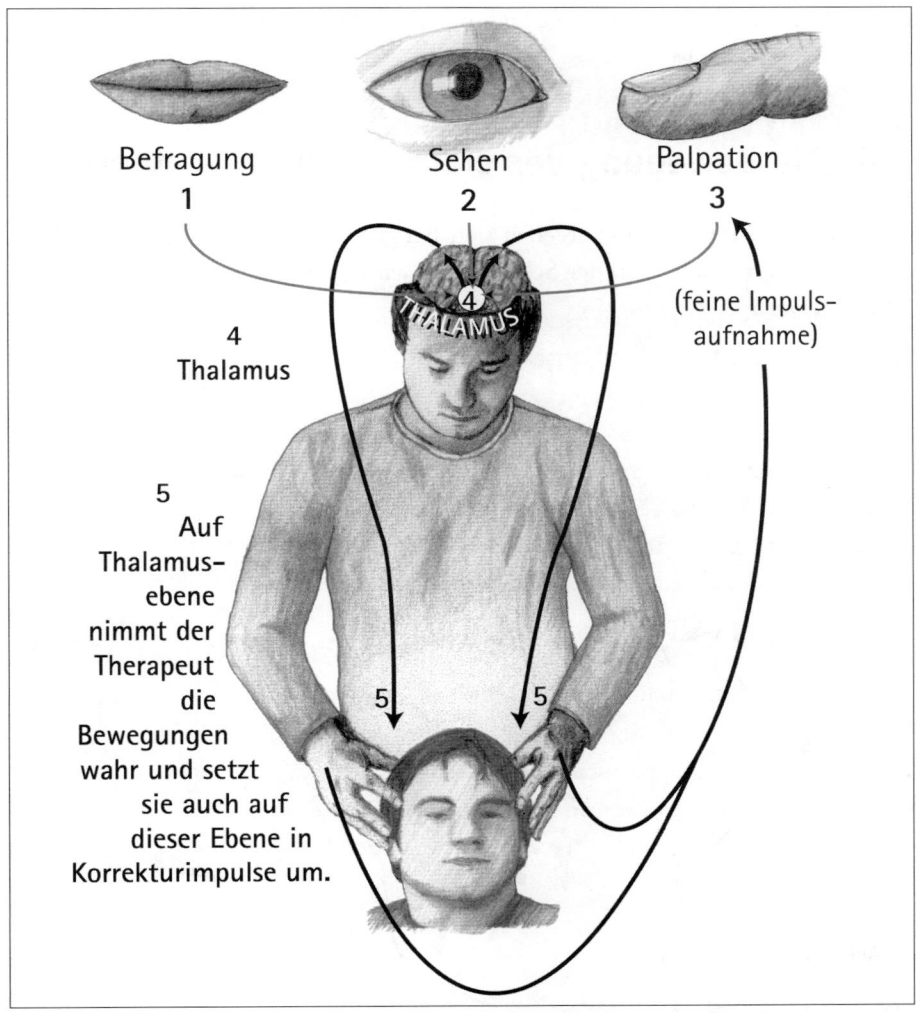

Abb. 1.1 Schematische Darstellung der Informationsaufnahme über den Thalamus.

sacralen Therapie, Haug Verlag, 1999). Für mich lässt sich dies folgendermaßen erklären: Der Thalamus des Patienten nimmt mit dem Thalamus des Therapeuten Kontakt auf und vermittelt so die individuelle Störung und vor allen anderen Dingen auch das unbewusste Bedürfnis nach einem ganz besonderen Ausgleich auf einer für uns eigentlich unfassbaren Ebene. Lässt man während einer Behandlung ein solches Abschweifen vom eigentlichen Konzept zu, wird man die Erfahrung einer sehr effizienten Behandlung machen *(Abb. 1.1).*

Immer sollte der Therapeut sich die zu bearbeitenden Strukturen bewusst vor Augen führen, d.h. visualisieren. Völlige Präsenz und gutes Einfühlungsvermögen in den Patienten sind nötig. Eine kurze aber konzentrierte Palpation hat in jedem Fall mehr Erfolg, als stundenlange Sitzungen, bei denen der Therapeut gedanklich nicht bei der Sache ist.

1.4 Die Bewegung des craniosacralen Systems

Aus der Bewegungsrichtung ergeben sich Beugung und Streckung. In der Phase der Flexion verbreitert sich der Schädel und wird während der Extension wieder schmal *(Abb. 1.2, 1.3).*

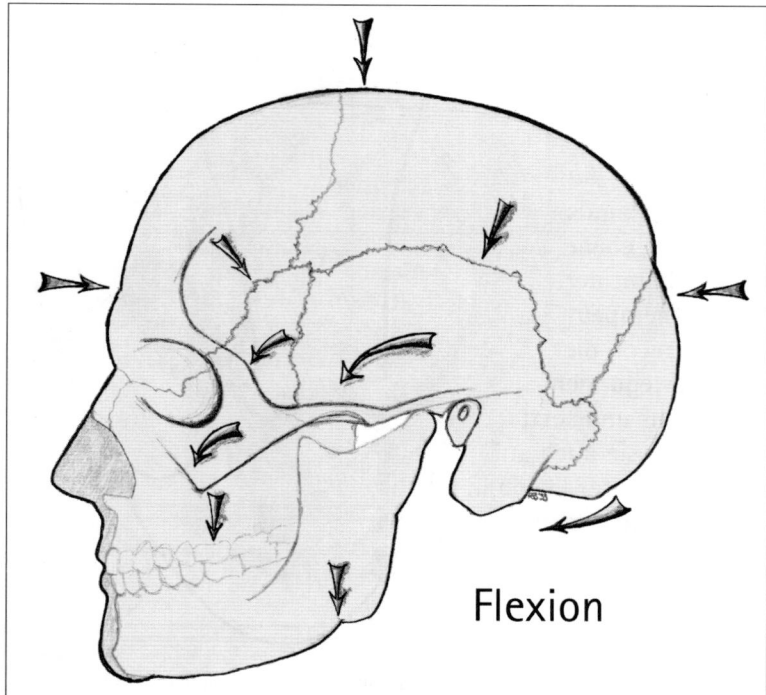

Abb. 1.2
Die Bewegungsrichtung der Schädelknochen in der Flexion.

1.4 Die Bewegung des craniosacralen Systems

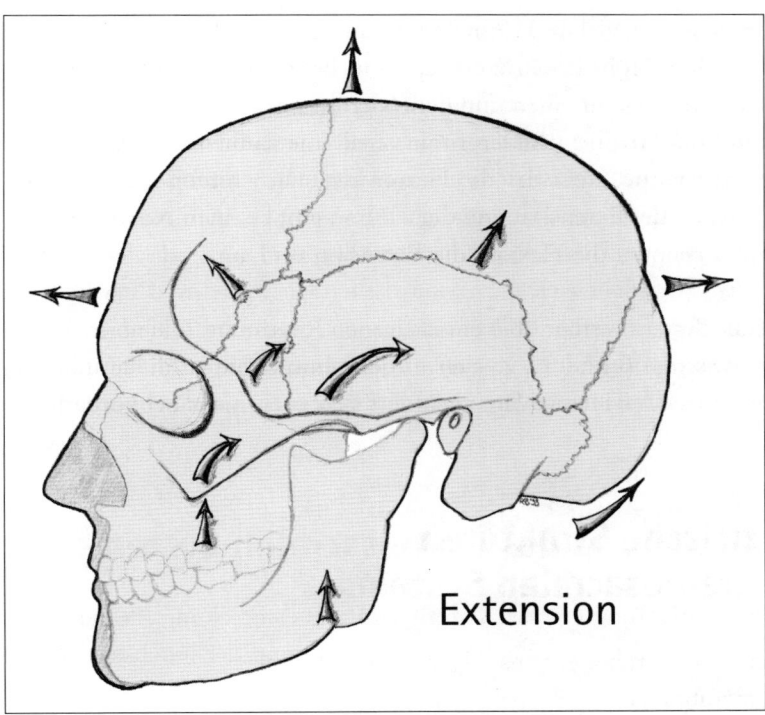

Abb. 1.3
Die Schädelknochen in der Extension.

Abb. 1.4
Verhältnis von Os occipitale zum Os sacrum während Extension und Flexion.

Am Kreuzbein zeigt sich die Bewegung als leichte Schaukelbewegung um eine Querachse, die sich in Höhe des 2. Sacralsegments befindet, da hier die feste Verbindung zwischen den Membranen und dem Sacrum ist.

Das Sacrum und das Steißbein bilden funktionell eine Einheit. Bewegt sich die Sacrumspitze nach vorne, stellt das die Flexion dar, nach hinten die Extension *(Abb. 1.4)*. Zwischen der Extension und der Flexion gibt es einen Neutralbereich. Zu einem Zyklus gehören die Flexion, die Extension und am Ende der Neutralbereich.

Das craniosacrale System verfügt über einen eigenen Rhythmus. Die normale Frequenz beträgt zwischen 6 und 12 Zyklen in der Minute. Sie ist nicht abhängig vom Atemrhythmus oder Herzschlag, verändert sich auch nicht bei körperlicher Bewegung.

1.5 Spezifische Strukturen des craniosacralen Systems

Das craniosacrale System besteht aus folgenden Bestandteilen
- Meningealmembranen
- deren Befestigungen und knöchernen Strukturen
- bindegewebigen Anteilen
- Liquor
- liquorbildenden, -speichernden und -resorbierenden Strukturen.

Beim craniosacralen System handelt es sich um ein hydraulisches System. Seine Grenzen werden durch die Duralmembran, den Flüssigkeitsdruck und die Schädelknochen *(Abb. 1.5)* als starren Anteile, mit denen die Duralmembran an vielen Stellen verbunden ist, gebildet.

Das Gehirn gehört ebenfalls zum craniosacralen System. Die Dura mater umhüllt Gehirn und Rückenmark als äußerste Hülle und besteht aus festem Bindegewebe. Sie bildet senkrechte Falten, die Falces cerebri und cerebelli, durch die die beiden Hirnhemisphären getrennt werden. Die horizontale, bilaterale Falte, das Tentorium cerebelli, trennt das Großhirn vom Kleinhirn. Außerdem enthält die Dura als stärkste Schicht des gesamten Systems den Liquor. Die zarte Arachnoidalhaut wird von der Dura und Pia mater durch subdurale und subarachnoidale Hohlräume getrennt. Sie ist dünn, sehr zart und von Gefäßen durchzogen. Die Hohlräume sind mit Flüssigkeit gefüllt und verleihen den Hirnhäuten eine, in gewissem Maße voneinander unabhängige, Bewegungsfreiheit.

1.5 Spezifische Strukturen des craniosacralen Systems

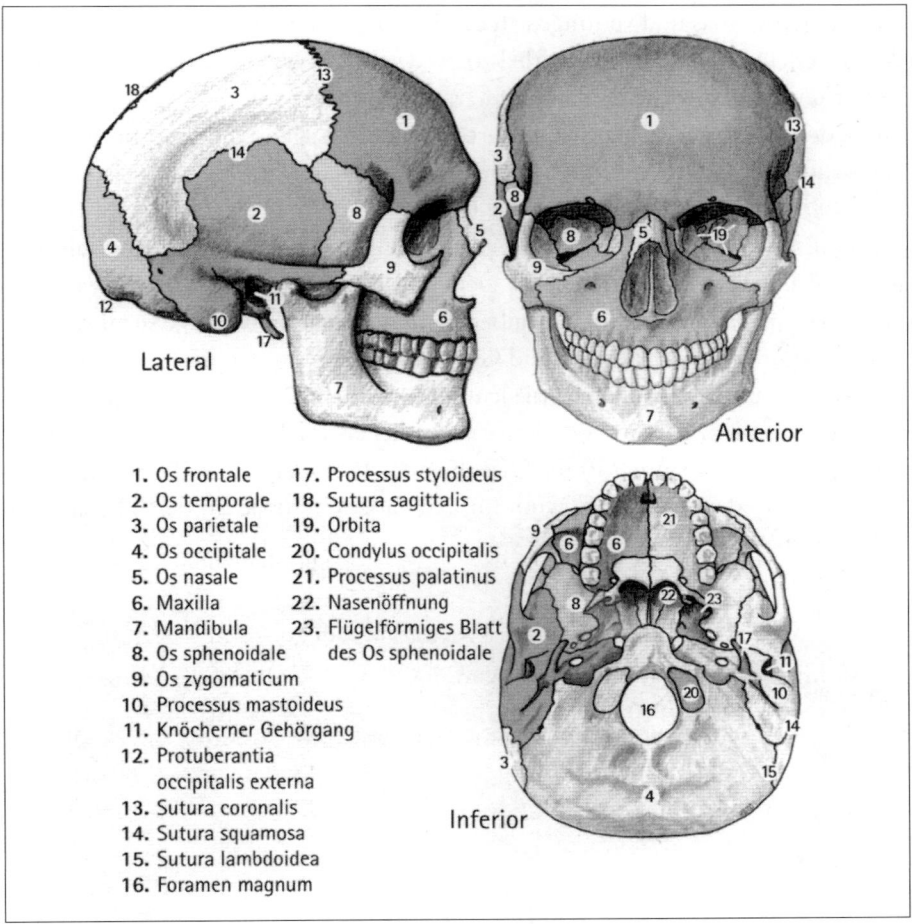

Abb. 1.5 Der Schädel.

Die innerste Haut, die Pia mater, folgt den Hirnwindungen, versorgt sie mit Blut und schmiegt sich auch an das Rückenmark.

Über die knöchernen Befestigungen werden die auf die Duralmembran wirkenden Zugkräfte an das Bindegewebe außerhalb des Systems geleitet. Umgekehrt kann man über diese Verankerungen Zugkräfte an das Duralmembransystem weiterleiten.

Die Dura bildet eine Schicht des Endost und ist über das Periost mit der Schädelkapsel verbunden. Die Knochen des Schädels passen sich durch Bewegungen der Hydrodynamik den Zugkräften der Dura an.

Das Rückenmark (Medulla spinalis) bildet die caudale Fortsetzung der Medulla oblongata des Gehirns und weist eine Länge von ca. 46 cm auf. Es beginnt am

Oberrand des Atlas und verjüngt sich caudalwärts zum Conus medullaris in Höhe der Unterkante des 1. Lendenwirbels bzw. der Zwischenwirbelscheiben zwischen den ersten Lumbalwirbeln.
Der Conus medullaris setzt sich im zarten, fadenförmigen Filum terminale bis zur Rückseite des Steißbeins fort.

Die größten Probleme entstehen für den Anfänger, weil er der eigenen Wahrnehmung nicht traut. Unser rationelles Denken steht uns ständig im Weg, was dazu führt, dass man zuerst gar nicht glauben kann, was man in der Lage ist zu ertasten. Die Bewegungen von Knochen und Gewebestrukturen geben uns soviel Auskunft über die Störung des Patienten, wie kaum eine andere Diagnosemethode. Das soll aber nicht heißen, dass wir den wissenschaftlichen Pfad verlassen und völlig unkritisch werden. Allerdings ist die Offenheit des Therapeuten für die eigene Wahrnehmung in jedem Fall ein Gewinn für den Patienten sowie für den Therapeuten selbst.

Beachte
Ausführliche Informationen zur Anatomie und Behandlung des Hirnschädels finden Sie auf Seite 110 in Kapitel 6.

2 Ventrikelsystem und Liquorzirkulation

Innerhalb der Hirnsubstanz befinden sich vier miteinander kommunizierende Hohlräume, die Hirnventrikel
▷ rechter Seitenventrikel
▷ linker Seitenventrikel
▷ dritter Ventrikel
▷ vierter Ventrikel.

Der rechte und linke Seitenventrikel befindet sich jeweils in der rechten und linken Hirnhemisphäre. Dritter und vierter Ventrikel liegen in der Mittellinie. Die Ventrikel enthalten den Liquor cerebrospinalis. Jeder dieser Ventrikel enthält einen Plexus choroideus, in dem der Liquor gebildet wird.
In den Seitenventrikeln dehnen sich bogenförmig die Plexus choroidei vom Foramen interventriculare bis zur Spitze des Hinterhorns aus.

Die Hirnventrikel, der zentrale Rückenmarkskanal und die Subarachnoidalräume enthalten Liquor cerebrospinalis, der als hydrodynamischer Puffer die von innen und außen auf das Gehirn und das Rückenmark einwirkenden Kräfte aufnimmt und verteilt. Durch die Änderung ihres Volumens regelt die Liquorflüssigkeit außerdem den Rauminhalt des Schädels und des Spinalkanals. Die ständige Bewegung des Liquors bewirkt auch eine Bewegung der Schädelknochen und des Sacrums (primäre Atmung). Da das zentrale Nervensystem keine Lymphgefäße besitzt, übernimmt der Liquor weitgehend jene Aufgaben, die in anderen Geweben vom Lymphsystem erfüllt werden. Er dient außerdem dem Stoffaustausch zwischen Blut und Nervengewebe. Hier liegt auch eine Teilerklärung für die Wirksamkeit der Craniosacralen Osteopathie, die durch gezielte Grifftechnik eine Beschleunigung des Abflusses aus den Ventrikeln bewirken kann *(Abb. 2.1)*.

Kapitel 2 Ventrikelsystem und Liquorzirkulation

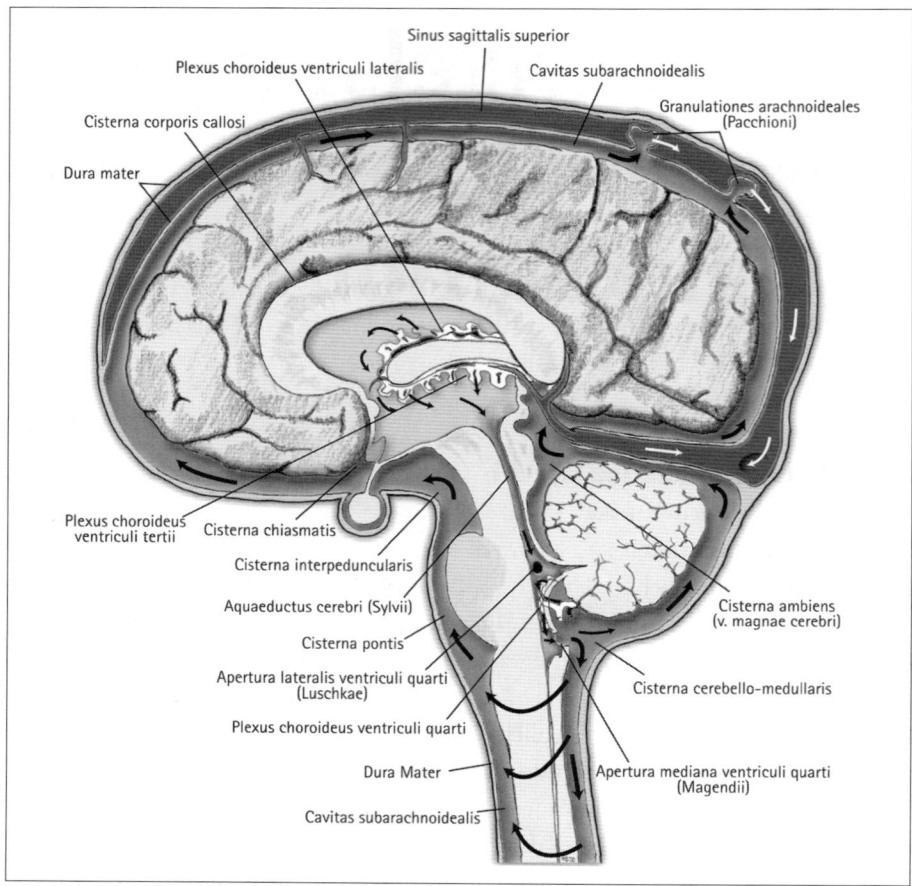

Abb. 2.1 Bildungsstätte und Abflussweg des Liquor cerebrospinalis.

2.1 Bildung und Zirkulation des Liquors

Die Bildung des Liquors erfolgt größtenteils in den Adergeflechten der Plexus choroidei. Ob dies auf dem Wege der Dialyse, der Sekretion oder durch beide Mechanismen geschieht, konnte bis heute nicht völlig geklärt werden. Experimentell wurde mit Hilfe von Radioisotopen nachgewiesen, dass Liquor in geringen Mengen auch im subarachnoidalen Raum und perivasculär gebildet wird.
Ein Neugeborenes besitzt etwa 150 ccm Cerebrospinalflüssigkeit, ein Erwachsener dagegen etwa 430 bis 450 ccm, abhängig von der Körpergröße. Diese Cerebrospinalflüssigkeit wird ständig produziert und resorbiert, so dass etwa alle 6–7 Stunden ein vollständiger Austausch der Flüssigkeit erfolgt.

In den Seitenventrikeln sind die Adergeflechte am mächtigsten, dementsprechend produzieren sie hier den größten Teil des Liquors. Von den Seitenventrikeln fließt der Liquor durch die Foramina interventricularia (Foramina Monroi) in den dritten Ventrikel, erhält dort Zustrom aus dem Adergeflecht dieser Hirnkammer und gelangt durch den Aquaeductus cerebri (Sylvii) in den 4. Ventrikel, der ebenfalls einen Plexus choroideus besitzt.

Der all diesen Bildungsstätten entstammende Liquor tritt zusammen mit dem eventuell aus dem zentralen Rückenmarkskanal beigesteuerten Anteil aus dem 4. Ventrikel durch die Apertura mediana (Magendii) und die Apertura lateralis (Luschkae) in den subarachanoidalen Raum aus.

2.2 Die Rückresorption

Die Rückresorption des Liquors in das Blut erfolgt über Granulationes arachnoidales sowie über die Wände der Kapillargefäße ins ZNS. Ein Teil der in den Liquorscheiden der Hirnnerven und Wurzeltaschen der Spinalnerven enthaltenen Flüssigkeit geht direkt in extradurale Lymphgefäße über. Bei pathologisch erhöhtem Hirndruck kann der Rückstrom auch über die Plexus choroidei erfolgen.

3 Das intracraniale Membransystem

(Abb. 3.1)

3.1 Meningen

Die Meningen umhüllen Gehirn und Rückenmark. Die innerste Schicht als Pia mater liegt unter der Arachnoidea. Die äußerste Schicht wird durch die Dura mater gebildet. Diese hat Kontaktstellen an der Schädelkalotte und im Wirbelkanal.

Abb. 3.1
Darstellung der Falx cerebri, des Tentorium cerebelli sowie des Verlaufs der Dura mater spinalis bis zu ihrem Ende am 2. Kreuzbeinsegment.

3.1 Meningen

3.1.1 Pia mater

Als innerste Schicht umhüllt sie die Gehirnwindungen, ohne direkt mit ihnen verwachsen zu sein. Sie führt die Gefäße mit sich, die für die Blutversorgung des Gehirns sorgen. Als bindegewebige Schicht mit vielen elastischen Fasern bildet sie außerdem die Plexus choroidei. Diese Plexus stülpen sich zottenartig in die Ventrikel und bilden den Liquor cerebrospinalis.

3.1.2 Arachnoidea

Sie besteht aus zwei Blättern. Das innere Blatt besteht aus vielen Trabekeln. Das äußere Blatt schmiegt sich an die Dura mater, ohne mit dieser verwachsen zu sein. Zwischen dem äußeren Blatt und der Dura mater befindet sich der Subduralraum. Hierbei handelt es sich um einen dünnen Spalt, durch den Venen und Nerven verlaufen.
Ein weiterer Spalt befindet sich zwischen der Arachnoidea und der Pia mater. Dieser Spalt enthält Liquor und bildet die äußeren Liquorräume. Die beiden Häute sind durch Trabekel und Septen miteinander verbunden. In den in der Schädelbasis liegenden Zisternen befindet sich auch Liquor. Diese Zisternen werden durch den an manchen Stellen größeren Abstand zwischen Arachnoidea und Pia mater gebildet.
Weitere Zotten der Arachnoidea ragen in das venöse System im Schädelinneren, z.B. in den Sinus sagittalis. Über diese Zotten wird der Liquor in das venöse System geleitet.
Die Arachnoidea bildet das Perineurium der Nerven, die aus dem Schädel austreten.

3.1.3 Dura mater

Die Dura mater besteht aus dickem, festem Bindegewebe mit einem hohen Anteil an kollagenen Fasern, was sie undurchlässig für den Liquor macht. Sie besteht aus zwei Blättern, der Dura periostale, die dem Schädel anliegt, und der Dura meningeale. Bei Säuglingen dient sie dem Schutz des Gehirns, da die Schädelknochen noch relativ weit voneinander entfernt sind. Sie ist bei Kindern noch mit den Schädelnähten verwachsen. Bei Erwachsenen ist sie in der Regel leicht von den Schädelknochen löslich und nur an einigen Stellen mit ihnen verwachsen. Die größten Anheftungen befinden sich an der Schädelbasis und an den einzelnen Foramina. Diese Foramina werden durch die Dura mater allerdings gut ausgekleidet

An manchen Stellen entstehen Hohlräume durch einen vergrößerten Epiduralraum. Dort befinden sich die venösen Abflüsse aus dem Schädelinneren. Die Dura meningeale der linken und rechten Seite bildet eine Duplikatur und verläuft als starkes Septum zwischen dem Groß- und Kleinhirn als Tentorium cerebelli und zwischen den beiden Hirnhälften als Falx cerebri und Falx cerebelli.

Die Dura meningeale setzt sich im Epineurium der aus den Foramina austretenden Nerven fort. Sie überzieht den N. opticus und ist mit dem Sehnenring der vier geraden Augenmuskeln fest verbunden. Dieses innere Blatt der Dura mater zieht bis in die Sklera des Augapfels.

> **Merke**
>
> Tonusveränderungen der Augenmuskeln und Spannungsveränderungen der Dura beeinflussen sich und unterhalten sich gegenseitig.

Die Dura verbindet die Ossa parietalia. Sie haftet am Foramen magnum fest an und zieht durch dieses hindurch über das Rückenmark mit Befestigungsstellen an C2/C3 und S2.

Die Fasern der Dura mater und dementsprechend der Falx cerebri und des Tentorium cerebelli sind in ihrer Ausrichtung von den auf sie einwirkenden Spannungen abhängig. Gerade die während der Geburt einwirkenden Traumen prägen diese Fasern. Die Folgen kann man auch später noch beim Kleinkind feststellen. Das verdeutlicht die Schwere der sogenannten leichten Geburtstraumen.

Da alle Strukturen von einander abhängig sind, kann eine Fehlstellung des Os sphenoidale eine Störung im Os ilium zur Folge haben. Der Körper ist immer bemüht, Fehlstellungen gegenzuregulieren. Bei den meisten Säuglingsskoliosen findet man auch immer eine entsprechende Asymmetrie des Schädels vor. Dies begründet sich in einer Restriktion der Sphenobasilar-Synchondrose mit einer daraus resultierenden Torsion des Sphenoids. Dies verursacht eine Anpassung von Occiput und Atlas/Axis, den Strukturen also, an denen die Dura mater noch fest verankert ist. Diese ständige Fehlinformation vom Sphenoid könnte die Erklärung dafür sein, warum trotz intensiver therapeutischer Bemühungen bei der Behandlung der Säuglings- und idiopathischen Skoliosen die Ergebnisse sehr bescheiden sind.

3.2 Tentorium cerebelli

Es bildet an den Ossa parietalia den Sinus sagittalis und den Sinus sagittalis inferior. Durch das Tentorium cerebelli werden Groß- und Kleinhirn voneinander getrennt. Oberhalb des Tentoriums befinden sich die subcorticalen Kerngebiete und der Thalamus.

Es beginnt am Sinus rectus und ist mit diesem verbunden. Posterior ist es an der Protuberantia occipitalis interna und an den Seiten an den Querleisten des Os occipitale befestigt und bildet dort den Sinus transversus. Es führt beidseitig lateral der Sinus über die Sutura parietomastoidea. Es ist zum Teil im oberen Bereich mit dem unteren hinteren Winkel des Os parietale verbunden. Seine untere Befestigung befindet sich am Warzenfortsatz des Os temporale. Seine Ansatzstellen verlaufen dann weiter den Warzenfortsatz und an der Margo superior partis petrosae entlang. Dort bildet es den Sinus petrosus superior *(Abb. 3.2)*.

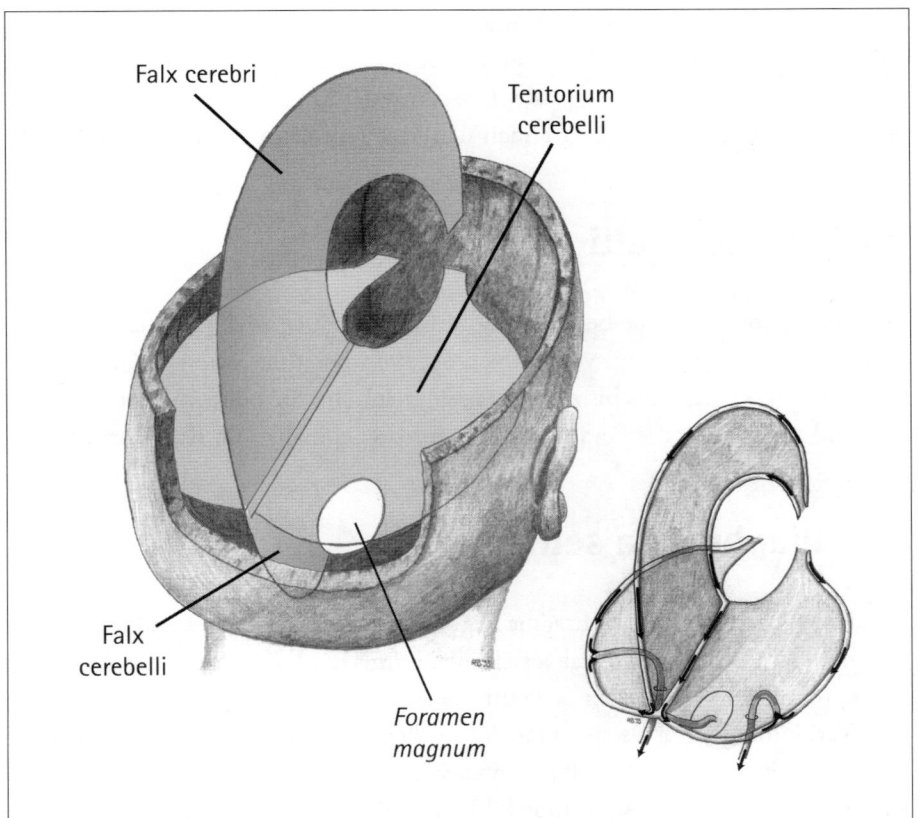

Abb. 3.2 Darstellung der Falx cerebri und des Tentorium cerebelli.

Der untere Teil des Tentoriums ist ventral-lateral an den Processus clinoidei dorsales des Sphenoids befestigt. Die medialen Anteile ziehen nach anterior und sind an den Processus clinoidei des Os sphenoidale an dessen kleinen Flügeln befestigt. An der Kreuzung zwischen inneren und äußeren Tentoriumschenkeln liegt der N. trochlearis. Durch eine weite Öffnung der inneren Schenkel tritt der Hirnstamm. Die obere Anheftung des Tentoriums wird durch horizontale Fasern der Falx cerebri unterstützt. Bei Spannungen im Tentorium kommt es zu Irritationen des N. trochlearis.

3.3 Falx cerebri

Durch die Falx cerebri werden die beiden Großhirnhemisphären voneinander getrennt. Sie ist vorne an der Crista galli des Os ethmoidale befestigt. Im weiteren Verlauf liegt das Foramen caecum, die Crista frontalis und der Rand des Sulcus sinus sagittalis superior des Os frontale. Dann verläuft die Falx cerebri über die Crista parietalis und den Sulcus sagittalis des Os occipitalis bis zur Protuberantia occipitalis interna des Os occipitale. Dort wird der Sinus rectus gebildet, und die beiden Septen der Falx cerebri trennen sich zum Tentorium cerebelli (s. Abb. 3.2).

3.4 Falx cerebelli

Die Falx cerebelli teilt die beiden Kleinhirnhemisphären und setzt an der Unterseite des Tentoriums an. Sie verläuft von der Protuberantia occipitalis interna entlang der Crista occipitalis bis zum Foramen magnum. Sie bildet dort einen Faserring und zieht durch das Foramen als Dura mater spinalis zum Rückenmark.

3.5 Diaphragma selli

Als kleines horizontales Diaphragma liegt es über der Sella turcica und ist an ihren Seitenrändern befestigt. Lateral verschmilzt es mit der Dura mater, die die Hypophyse umhüllt und sie an der Sella turcica befestigt. Über das Tentorium ist auch eine Verbindung zum Os sphenoidale gegeben. Am Hiatus diaphragmaticus ist die Durchtrittsstelle für den Hypophysenstiel.
Am hinteren Rand der Ala minor bildet ein Teil des vorderen Duragürtels eine Duplikatur. Diese zieht zum Os parietale und enthält den Sinus sphenoparietalis.

3.6 Membranen des Schädels und Blutkreislauf

Das intracraniale venöse System unterscheidet sich von dem venösen System des Körpers dadurch, dass es in seinem Verlauf das Membransystem zum größten Teil begleitet. Als eine Art Kanal besitzen die venösen Gefäße des intracranialen Bereichs keine Klappen und nicht den sonst typischen Gefäßwandaufbau. Dadurch entfällt der Muskeltonus und somit die sogenannte Muskelpumpe. Die cranialen venösen Gefäße sind in die Schichten der Dura mater integriert. Die Hauptabflussvene aus dem Schädel ist die V. jugularis. Ihr Abfluss erfolgt über das Foramen jugulare.

Venöse Versorgung durch das Foramen jugulare *(Abb. 3.3)*

Die Mündung der venösen Gefäße verläuft fast im rechten Winkel. Das bedeutet, dass der Blutfluss entgegengesetzt verläuft. Hier entstehen oft Turbulenzen (Beobachtungen eines Radiologieprofessors bei Punktionen der V. jugularis).
Fast das gesamte venöse Blutvolumen des Gehirns wird durch die Öffnung des Foramen jugulare abtransportiert. Das Foramen jugulare wird durch das Os occipitale und Os temporale gebildet. Hier haben wir die Erklärung dafür, dass bei Suturenrestriktionen durch die beiden Knochen eine Beeinträchtigung des venösen Rücktransportes folgt.

> **Merke**
> Der Craniosacral-Therapeut sollte die Wirkung der Schwerkraft auf das craniale System beim aufrechten und liegenden Patienten immer vor Augen haben, da durch den Schwerkrafteinfluss der gesamte craniale Rhythmus beeinflusst wird.

Jede Läsion im duralen System kann zur Lumenminderung der Sinus führen. Das hat eine negative Wirkung auf den venösen Abfluss. (Ich verzichte hier darauf, den Verlauf der Sinus genauer zu beschreiben und verweise auf die Graphik Abb. 2.1, die das gut darstellt.)
Bei Stauungszuständen im Kopfbereich kann manuelle Lymphdrainage parallel zur Craniosacralen Therapie appliziert werden.

Kapitel 3 Das intracraniale Membransystem

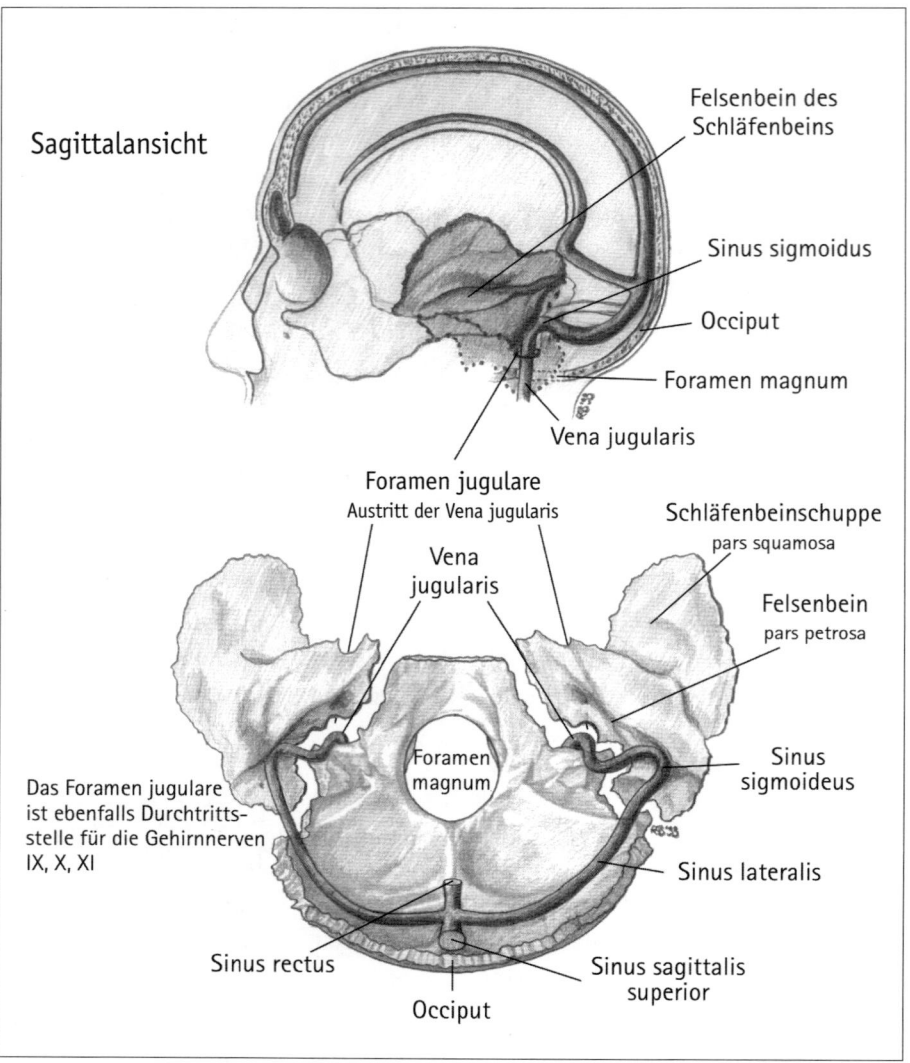

Abb. 3.3 Die venöse Versorgung des Schädels und das Foramen jugulare.

Lymphsystem

Die Drainage des Lymphsystems im Kopfbereich ist von großer Bedeutung, da die physiologischen Abläufe im Bereich des Kopfes günstig beeinflusst werden und eine direkte Entstauung für das venöse System zur Folge haben. Auch die Stoffwechselvorgänge im Kopfbereich werden günstig beeinflusst, s. Kapitel über Manuelle Lymphdrainage.

3.7 Das extracraniale Membransystem

Es besteht aus der Pia mater spinalis, der Arachnoidea spinalis und der Dura mater spinalis.

In der Pia mater spinalis verlaufen Gefäße und Nerven. Beidseitig ziehen die Ligamenta denticulata zur Befestigung des Rückenmarks und Trennung der beiden Spinalwurzeln zur Dura mater spinalis. Das Membransystem verläuft weiter im Filum terminale bis zum Os coccygis.

Die Arachnoidea sorgt dafür, dass die Spinalwurzeln mit Liquor umspült werden und folgt den Nerven in die Foramina intervertebralia. Dort umhüllt sie das Spinalganglion und setzt sich im Perineurium der Spinalnerven fort.

Die Dura mater spinalis ist fest am Foramen magnum befestigt und ferner an C2 und C3 im dorsalen Bereich. Eine weitere Befestigung findet sich dorsal von S2. Das Filum terminale ist eng von der Dura mater umschlossen, tritt aus dem Hiatus sacralis und schließt sich dorsal des Os coccygis an das Periost an.

Die Dura mater spinalis ist außerhalb ihrer Befestigungen relativ frei beweglich und vom knöchernen Rückenmarkskanal durch den Epiduralspalt getrennt. Dadurch ist die Bewegungsübertragung vom Cranium auf das Sacrum möglich.

3.8 Schädelnähte

Die Suturen sind membranös und verbinden die Schädelknochen als sogenannte Schädelnähte miteinander
- Sutura metopica (zwischen Ossa frontalia)
- Sutura coronalis / frontoparietalis zwischen Os frontale und Os temporale
- Sutura sagittalis / intraparietalis zwischen den Ossa parietalia
- Sutura lambdoidea / occipito-parietalis zwischen Os occipitale und Ossa parietalia
- Sutura squamosa zwischen Squama des Os temporale, dem Os parietale und dem Os sphenoidale.

Erst durch die Suturen wird eine Schädelbeweglichkeit möglich, wie sie z.B. bei der Geburt zur Umfangverminderung des Kopfes durch Überlappung der Schädelknochen nötig wird. Des weiteren dienen die Suturen dem Zusammenhalt der Schädelknochen und der physiologischen Bewegung des Schädels. Sie bieten Schutz und Widerstand gegen äußere mechanische Einflüsse. Außerdem ist erst durch die Suturen das Wachstum des Schädels möglich. Wären die Suturen nicht vorhanden, könnte sich auch das Gehirn nicht richtig entwickeln.

Cerebrale Störungen findet man auch bei vorzeitiger Verknöcherung der Suturen.

3.8.1 Aufbau der Suturen *(Abb. 3.4)*

Eine Sutur wird an der Schädeloberfläche und an der Schädelinnenseite von einer bindegewebigen Periostschicht überbrückt. Die Sharpey-Fasern, die Bündel von kollagenen Fasern sind, überbrücken die Naht und dringen begleitet von Nervenfasern und einer Arteriole pro Bündel in die Knochenkanälchen des gegenüberliegenden Schädelknochens ein. Durch diese kollagenen Bündel ist ein fester und doch beweglicher Zusammenhalt der Knochennähte gewährleistet. Die Bündel werden außerdem von elastischem Bindegewebe überkreuzt.

Eine innere bindegewebige Periostlage zieht von der Schädelinnen- und -außenseite in das Innere der Sutur und bildet fibröse Kapseln der Ränder. Der Zwi-

Abb. 3.4 Schematische Darstellung der Veränderung einer Sutur während der Knochenbewegung.

schenraum zwischen den beiden Kapseln ist mit retikulärem Bindegewebe gefüllt, was feine Bewegungen der Schädelknochen gegeneinander ermöglicht.

Die höchste Mobilität des intrasuturalen Gewebes besteht bis zum 6. Lebensjahr. Bis zu diesem Zeitpunkt sorgen noch die intracranialen Membranen für die nötige Stabilität des Schädels.

Um so wichtiger ist es, dass sich in diesem Zeitraum keine Restriktionen aufbauen und manifestieren. Unter physiologischen Umständen kommt es erst im hohen Alter im suturalen Gewebe zu Ablagerungen, so dass dann eine relative Unbeweglichkeit bzw. Starrheit die Folge ist. Der Schädel verliert seine Flexibilität.

3.8.2 Suturale Kompressionen

Sie sind aufgrund der Kompression der intrasuturalen Blutgefäße und Nervenfasern die Ursache für eine Ischämie in der Sutur und Schmerz an den Nervenfasern.

Es wurde festgestellt, dass eine suturale Funktionsstörung starke Störungen im zentralen Nervensystem mit daraus resultierenden Verhaltens- und Emotionsstörungen mit sich bringt.

Die Craniosacrale Osteopathie kann über die Veränderung des vasomotorischen Tonus und die Herabsetzung des Schmerzempfindens im venösen Teil des zerebralen Gefäßsystems für eine Dekompression der Suturen sorgen.

> **Merke**
>
> Beispielsweise kann eine Restriktion der Sutura temporo-occipitalis der Schädelbasis zu einer massiven Störung im Bereich des Foramen jugulare führen. Dies hätte zur Folge, dass der intracraniale venöse Abfluss gestört würde und es zur Bildung von Turbulenzen in den Venae jugulares käme. Das ist für mich eine der Erklärungen dafür, dass manche Herzsensationen, die für den Patienten sehr bedrohlich erscheinen, durch die Craniosacrale Osteopathie behoben werden können, da ich die Turbulenzen in den Venae jugulares für diese Art der Herzbeschwerden verantwortlich mache. Die Ohrzug-Technik eignet sich besonders für den Ausgleich cardialer Sensationen (s. auch Ohrzugtechnik in Seitenlage und Ganglion pterygopalatinum-Technik).

3.8.3 Suturentypen

▷ **Synchondrose**

Hier handelt es sich um eine knorpelige Verbindung zwischen zwei Knochen. Wichtigstes Beispiel: Synchondrosis sphenobasilaris.

▷ **Syndesmose**

Knochennahtverbindung.

▷ **Sutura squamosa**

Hier überlagern sich die Knochenkanten schuppenartig und implizieren schon dadurch die gleitende, scherenförmige Bewegung, mit der diese suturalen Flächen übereinander gleiten.

▷ **Sutura serrata**

Es handelt sich um eine gezahnte Naht. An den größten Zacken finden auch das meiste Wachstum und die größte Bewegung statt. Durch die Form der Naht ist auch eine minimale Drehbewegung möglich. Als Beispiel dient hier die Sutura sagittalis.

▷ **Sutura lumbosa**

Stellt dadurch, dass sich die Knochen verzahnen und überlappen, die Gelenkflächen in eine besondere Verbindung, z.B. Sutura coronalis.

Wichtig für die Geburt. Hier finden wir viele Restriktionen und Verdickungen (Epikanthus).

▷ **Sutura plana**

Eine glatte Nahtstruktur, die eine gleitende und spreizende Bewegung ermöglicht. Beispiel ist die Sutura nasomaxillaris.

▷ **Syndesmose als eigene Bezeichnung**

Stellt eine ligamentäre Gelenkverbindung dar. Beispiel ist die Sutura sphenopetrosa.

▷ **Gomphosis**

Eine Verbindung, in der die Knochenenden der einen Seite in Taschen der anderen Seite befestigt sind. Beispiel ist die Zahnfixation in Alveolarfortsätzen.

3.8.4 Behandlung der Suturen

Lösen der Sutura lamboidea rechts und parietotemporal

Lagerung

▷ Patient liegt in Seitenlage.

▷ Therapeut steht am Kopfende des Patienten.

3.8 Schädelnähte

Abb. 3.5 Technik zur Dekompression der Sutura lamboidea und parietotemporalis rechts.

Ausführung

Die rechte Hand des Therapeuten umfasst das Os occipitale. Der Daumen überbrückt die Sutura lamboidea und nimmt Kontakt mit dem Mastoid auf *(Abb. 3.5)*. Die linke Hand liegt auf dem Os parietale. Der Daumen liegt hinter dem Ohr auf dem Mastoid. Die Finger D2–D5 erstrecken sich bis zum Kiefer.

Die rechte Hand öffnet die Sutura über eine dorso-caudale Bewegung, die linke Hand arbeitet mehr nach cranio-ventral.

Eine Öffnung der Sutura temporo-occipitalis geschieht über die Bewegung des rechten Daumens gegen die Finger D2–D5 der rechten Hand.

Merke

Bei dieser Technik kommt es zur Entspannung des Tentorium cerebelli zur Entlastung der Schädelbasis und des Foramen jugulare sowie zu einer Druckentlastung des Temporo-Mandibular-Gelenks.

Kapitel 3 Das intracraniale Membransystem

Dekompression der Sutura sagittalis

Lagerung
▷ Patient liegt in Rückenlage.
▷ Therapeut sitzt am Kopfende des Patienten.

Ausführung
Die Finger D3 beider Hände werden ca. 1 cm über der höchsten Stelle der Ohren angesetzt *(Abb. 3.6a, b)*. In der gleichen Ebene, ca. 1 cm von der Sutura sagittalis nach lateral versetzt, haben die Finger D1 beider Hände Kontakt. Die beiden Daumen liegen jeweils auf dem gegenüberliegenden Os parietale und überkreuzen sich so.
Die Finger D2 und D4 können locker neben D3 platziert werden.

Abb. 3.6a, b
Technik und schematische Darstellung der Dekompression der Sutura sagittalis.

3.8 Schädelnähte

Mobimiento

Es kommt zu einer gezielten Dekompression der Sutura sagittalis.
(s. Technik Lifting des Os parietale, S. 112)

Wirkung

Entspannung der Falx cerebri, deshalb günstige Beeinflussung von Knochennahtsynostosen und Epikanthus.
Erhält die Elastizität der Schädelnähte.

Merke

Auch hier den Griff sehr behutsam zurücknehmen. Kann Migräneanfälle verschlimmern. Möglichst nicht während eines Anfalls durchführen.
Viele Patienten empfinden diese Technik als sehr bedrohlich. Dann sofort aufhören und einen Ausgleichsgriff einsetzen.

Ruhepunktinduzierung an den Füßen

Lagerung
▷ Patient liegt in Rückenlage.
▷ Therapeut steht am Fußende des Patienten.

Ausführung

Therapeut legt die Fersen des Patienten in seine Hände und umfasst so die Füße von dorsal *(Abb. 3.7, 3.8)*.

Mobimiento

Nach einigem Warten kann man eine Bewegung wahrnehmen. In der Flexion drehen sich die Füße nach außen, dann über den Neutralbereich während der Extension nach innen, indem man sich der Rückkehr von der Flexion in den Neutralbereich durch leichtes Festhalten der Füße widersetzt. Diese Phasen laufen synchron mit der Bewegung der Schädelknochen.
Der Wechsel zwischen Flexion, Neutralbereich und Extension vollzieht sich jetzt deutlich weniger leicht.
Nach mehrmaligem Wiederholen hört die Bewegung schließlich ganz auf. Der Still-Point ist eingetreten.
Weitere Bewegungsmuster am Fuß sind craniocaudale Bewegungen der Beine. Während ein Bein nach cranial zieht, schiebt sich das andere Bein nach caudal.

Abb. 3.7 und 3.8 Grifftechnik zur Induzierung des Ruhepunktes an den Füßen.

Auch hier beobachtet man einen Rhythmus und vor allem können Restriktionen im Iliosacralgelenk erfasst werden.

CV4-Technik

Die Bezeichnung dieser Technik leitet sich aus dem V für Ventrikel, V-Stellung der Daumen und der 4 für 4. Ventrikel sowie C für Cervico (bis hierhin reichen die Finger) ab.
Es handelt sich bei dieser Technik um einen der wirkungsvollsten Griffe der gesamten Craniosacral-Therapie, was durch die vielen Nervenzentren, die in den Wänden des 4. Ventrikels und in seiner Umgebung liegen, begründet ist.

Abb. 3.8

3.8 Schädelnähte

Lagerung
▷ Patient liegt in Rückenlage.
▷ Therapeut sitzt am Kopfende der Liege.

Ausführung
Die Hände liegen wie beim Wasserschöpfen ineinander. Die Daumen bilden ein V (mit den Daumenspitzen als Spitze). Die Daumenballen befinden sich parallel zum Mastoid ca. 3 cm nach medio-dorsal, also medial am Occiput. Die Daumenspitzen liegen ca. auf dem 2.–3. Dornfortsatz der Halswirbelsäule, die Fingerspitzen ragen weiter die Halswirbelsäule hinab *(Abb. 3.9–3.11)*.
Die Suturen des Hinterhauptbeines sollen nicht berührt werden.

Mobimiento
Das Occiput verschmälert sich während der Extensionsphase und wird in der Flexion breiter.
Wir folgen der Extensions- und Flexionsbewegung zuerst mit unseren Daumenballen. Im weiteren Verlauf dieser Technik machen wir dann nur die Extensionsphase mit und halten diese Verschmälerung während der Flexion weiter und widersetzen uns so der Verbreiterung. Dadurch wird der Craniosacral-Rhythmus erst unregelmäßig und dann verlangsamt. Es kommt zu einem völligen Stillstand der Bewegung, und der Still-Point wird ausgelöst.

> **Merke**
>
> Die Hinterhauptsschuppen gleichen die Druckverhältnisse des Liquor cerebrospinalis aus. Durch die CV4 Technik wird ihre Anpassungsfähigkeit verringert, der hydraulische Druck der Intracranialflüssigkeit erhöht und so auf alle zu Verfügung stehenden Wege umgeleitet.
> Dadurch wird eine enorme Anregung des Liquorflusses erreicht. Die Lymphpumpe wird angeregt, und es kommt zu einer Steigerung der Gewebe- und Flüssigkeitsbewegung im gesamten Körper.

Indikationen
▷ Hormonelle Störungen (Lage der Hypophyse)
▷ Depressionen
▷ Wehenkontrolle
▷ Lymphstauungen
▷ Druckausgleich der intracranialen Flüssigkeit

42 Kapitel 3 Das intracraniale Membransystem

Abb. 3.9 bis 3.11
Die Stellung und Platzierung der Finger bei der CV4-Technik.

Abb. 3.9

Abb. 3.10

Abb. 3.11

3.8 Schädelnähte

- Bandscheibenvorfälle
- Wirbelsäulenschäden
- Sinusitiden
- arthritische Veränderungen
- Stressreduzierung
- Verbesserung bei Sehstörungen
- Hörstörungen
- Migräne
- physische u. psychische Traumen
- cerebrale Bewegungsstörungen
- Apoplexien (mit Ausnahme des durch Hochdruck bedingten Schlaganfalls).

Kontraindikationen
- Hypertonie
- Aneurysmen
- Intracraniale Blutungen
- Frakturen der Schädelbasis
- Einnahme von Antihypertonika.

Energiezuführungstechnik

Lagerung
- Patient liegt in Rückenlage.
- Therapeut steht lateral vom Patienten.

Ausführung
Die Finger D2 und D3 liegen in etwas gespreizter Stellung auf der Sutur *(Abb. 3.12)*.
D2 der Fußhand wird im Mund des Patienten an den Gaumen geführt und zeigt in Richtung Restriktion.

Abb. 3.12 Die Fußhand des Therapeuten arbeitet intravokal bei dieser Energiezuführungstechnik.

Kapitel 3 Das intracraniale Membransystem

> **Merke**
>
> Der Griff ist nicht nur zur Behandlung von Suturenrestriktionen, sondern auch zur Schmerzlinderung im Allgemeinen geeignet. Ich habe diese Technik unzählige Male auch bei Patienten im terminalen Stadium mit erstaunlichem Ergebnis, was die Schmerzlinderung betrifft, durchgeführt.

Sutherland-Griff

Lagerung
- Patient liegt in Rückenlage.
- Therapeut steht lateral vom Patienten.

Ausführung

Die Kopfhand umfasst mit Mittelfinger und Daumen die beiden Flächen der Keilbeinflügel *(Abb. 3.13)*.

D2 und D3 der Fußhand sind hinter die letzten Zähne der oberen Zahnreihe gehakt.

Mobimiento

Traktion des gesamten Gesichtsschädels nach ventral.

Abb. 3.13 Darstellung des Sutherland-Griffs.

4 Geburtstraumatische Prozesse aus der Sicht der Craniosacralen Osteopathie

Die Geburt als Auseinandersetzung zwischen mütterlichem Becken und kindlichem Schädel ist in ihrer „Dramaturgie" schon wegen des physiologischen Ablaufs beispiellos in der Natur.

Während der Geburtswehen kommt es nach dem Blasensprung zur Bildung der Kopfgeschwulst (Caput succedaneum). Das Kind nimmt durch die zirkuläre Schnürwirkung des Uterus eine Zylinderform an und wird so zur „Fruchtwalze". Durch die stoßartigen Wehen von oben und den Widerstand des Beckenbodens erfährt die Fruchtwalze eine Stauchung und Kompression.

Der Kopf wird mit seinem in der Pfeilnaht angedeuteten sagittalen Durchmesser so in den querovalen Beckeneingang gelegt, dass der einwirkende Wehendruck den Schädel auf die Brust beugt, also zu einer Flexion führt *(Abb. 4.1)*.

Abb. 4.1 Phasen der Kopfdrehung während des Austritts aus dem Geburtskanal.

Kapitel 4 Geburtstraumatische Prozesse

Es kommt so zu einer exzentrischen Kopf-Hals- und Wirbelsäulen-Schädelbasisverbindung.

Unter fortgesetztem Wehendruck und Kompressionsschnürung kommt der Kopf durch die etwas rund gestaltete mittlere Beckenetage in den sagittal längsovalen Beckenausgang. Dies vollzieht sich mit einer schraubenartigen Bewegung durch das gewindeartige Becken.

Mit diesem Bewegungsmuster wird der Kopf in den Beckenausgang gepresst.

Nach der Drehung geht der Kopf in die Deflexionshaltung. Der übrige Körper gerät jetzt unter die Schnürwirkung. Jetzt werden die Arme übereinander gekreuzt und an die Brust gedrückt. Sie werden mit den Schultern bis an den Kopf gezogen. Dadurch ist die Querschnittsdifferenz zwischen Kopf, Hals und Schultern ausgeglichen. Die Beine werden während des Vorrückens des Kindes gestreckt, und die Fruchtwalze kann den Geburtsweg passieren.

Im Laufe der Evolution ist es zu einer Diskrepanz bei der Entwicklung des weiblichen Beckens gegenüber dem menschlichen Schädel gekommen. Die Beckendurchmesser sind heute noch genauso groß wie vor Jahrmillionen, wie man anhand von Ausgrabungen herausfand. Der Schädel hat allerdings einiges an Um-

Abb. 4.2 Strukturen des weiblichen Beckens von ventral.

4 Geburtstraumatische Prozesse

fang zugenommen. Auch waren die Knochen wulstiger, so dass sie eine stärkere Schutzwirkung vor mechanischen Verletzungen hatten. Im Gegensatz zum Becken der Frau ist der im inneren Durchmesser weitere Geburtskanal der Schimpansin für den Schimpansenfetus problemlos zu passieren *(Abb. 4.2–4.5a, b)*.

Abb. 4.3 Strukturen des weiblichen Beckens von cranial.

Abb. 4.4 Das Becken einer Frau und eines weiblichen Schimpansen im Vergleich.

Kapitel 4 Geburtstraumatische Prozesse

Abb. 4.5a und b Strukturen des weiblichen Beckens.

Abb. 4.5a

Symphysis pubica
Urethra
Ligamentum pubovesicale
Cervix
Lose Beckenfascie
Os ilium
Ligamentum uterosacrale
Ligamentum cervicolaterale

Abb. 4.5b

Diaphragma urogenitale
Urethra
M. levator ani:
– pubovaginalis
– puborectalis
– iliococcygeus
Vagina
Rectum
Musculus coccygis
Arcus tendineus

4.1 Das „physiologische Geburtstrauma"

Am Schädel des menschlichen Fötus kommt es wie oben beschrieben zu einer Formveränderung während der Passage durch den Geburtskanal. Die Schädelnähte überlappen sich, was zu einer Kopfverkleinerung führt, damit der relativ große kindliche Kopf durch den knieförmig gebogenen und zum Ausgang enger werdenden Geburtskanal unter Drehung hindurchtreten kann *(Abb. 4.6–4.8)*. Es kommt also zu einem „physiologischen Geburtstrauma", einem gedeckten Schädel-Hirn-Trauma.
Stoeckel (1945) bemerkte: „Gründliches geburtshilfliches Wissen und Können sind der einzige sichere Schutz gegen katastrophale Unglücksfälle bei der Entbindung". Für Hallervorden (1937) ist die Geburt „das katastrophalste Ereignis, das den Menschen während seines ganzen Daseins betrifft".

Durch die Überlappung der Schädelnähte bekommen die an den Suturen liegenden Rezeptoren einen sehr starken Impuls. Sie sind dem höchstmöglichen Druck ausgesetzt, den ein Mensch unter physiologischen Bedingungen jemals in seinem Leben erfährt. Es ist als wahrscheinlich anzusehen, dass sich durch diesen Prozess die Tiefensensibilität prägt oder zumindest beeinflusst wird. Fehlt dieser Impuls, etwa bei einem durch Sectio entbundenen Kind, stellt man häufig fest, dass sich eben dieses Kind als extrem „unfallfreudig" erweist. Bei jeder sich bietenden Gelegenheit stößt es sich den Kopf und trägt Platzwunden und Kopfprellungen davon.

Abb. 4.6 und 4.7 Die Verformungen des Schädels während der Geburt.

Es finden sich oft Anzeichen einer Hyperaktivität. Unbewusst versucht der Organismus so, sich den fehlenden physiologischen Suturenimpuls einer normalen Entbindung zu beschaffen.

Dieser Mangel lässt sich allerdings auch durch die craniosacrale Behandlung sicher und dauerhaft beheben. Das Kind erfährt einen Ausgleich, der sich sehr positiv auf sein Verhalten und sein Umfeld auswirkt.

In meiner Praxis habe ich noch nie erlebt, dass ein Kind unabhängig von Alter und Art der Störung den craniosacralen Ausgleich nicht als wohltuend empfunden und von der Behandlung profitiert hätte. Die anfängliche Skepsis zu Behandlungsbeginn ist schnell verflogen, sobald das Kind die Entspannung bemerkt. Man muss bedenken, dass die Kinder zu der Behandlung gebracht werden und es sich nicht um ihre eigene Entscheidung handelt.

Abb. 4.8 Schädeldeformation als Folge eines Geburtstraumas.

(Abb. 4.6–4.8 aus Bahnemann, F: Anthropologische Grundlagen einer Ganzheitsmedizin, Heidelberg 1992, mit freundlicher Genehmigung des Haug Verlags).

Folgende Symptome werden auf ein Geburtstrauma zurückgeführt:
Gesichtsasymmetrien, Kiefergelenksasymmetrien, Porenzephalie, Hydrocephalus, Hypoxie, Azidose, Zerebralparese, Zwergwuchs, Krampfbereitschaft, Epilepsie bei Zerebrallähmung, Athetosen, Schockerscheinungen, Temperaturschwankungen, Strabismus, Stauungspapille, Nystagmus, Hörverminderung bis hin zur Taubheit (einseitig), Infektanfälligkeit, Allergien, endogene Ekzeme, Asthma bronchiale, Marasmus, anhaltendes Gähnen, Erbrechen, Aspirationsneigung, verzögerte geistige Entwicklung, Hirnleistungsstörungen, Lese- und Rechtschreibschwäche, Sprachentwicklungsverzögerungen, Verhaltensstörungen, Subluxationen u. Blockierungen von C 0/1, C 2/3, sensomotorische Störungen, Schlafstörungen, Verdauungsstörungen, Säuglingsskoliosen schwere vegetative Dysregulationen, Autismus.

Interessant ist, dass Kinder und Kleinkinder nicht, oder wenn, nur sehr selten, über Rückenschmerzen klagen. Dafür aber hat die Natur die Störungen der Wirbelsäule über vegetative Bahnen auf andere Organe verlagert, was sich uns heute als Hyperkinesie, Koordinationsstörungen oder auch als die bereits erwähnte Lese- und Rechtschreibschwäche sowie familiäre Anpassungsschwierigkeiten, um nur einiges zu nennen, zeigt.

Die sogenannten leichten, diskreten Geburtstraumata sind nicht immer durch Lähmungen, körperliche Behinderungen und Deformationen erkennbar. Sie zeigen auch keine größeren intellektuellen Ausfälle. Diese Kinder können normale bis überdurchschnittlich gute Leistungen erbringen. Die Störung ist oft nur durch eine hochgradige Ablenkbarkeit, persistierende unwillkürliche Aufmerksamkeitsstörungen und etwas fahrig wirkende Psychomotorik gekennzeichnet. Die Schulschwierigkeiten und neurogenen Lernstörungen treten zuweilen erst mit dem 10. Lebensjahr auf.

Bei der oben beschriebenen Symptomatik muss der Craniosacral-Therapeut besonders nach Störungen im Sphenobasilargelenk und C 0/C 1 suchen. Ein erfahrener Therapeut ist in der Lage, die subtilen Ursachen dieser Störungen zu finden.

4.2 Kaiserschnitt

Der Kaiserschnitt verursacht bei den betroffenen Säuglingen fast immer eine Störung in der Entwicklung der Sensomotorik. Anscheinend liegt die Ursache dafür im Aufbau der Suturen, die ihre Prägungsmuster nicht erfahren, da das Kind sofort dem atmosphärischen Druck ausgesetzt wird. Hier hat nicht der physiologische Prozess stattgefunden, dem das Kind während einer natürlichen Geburt ausgesetzt ist. Der durch die Presswehen entstandene Schädeldruck, dem die Schädelnähte und deren Rezeptoren eine Reaktion entgegenhalten müssen, fehlt. Damit fehlt eine wichtige Prägung der Sensorik.

4.3 Vakuumextraktion

Eines der am häufigsten benutzten Hilfsmittel, um bei schwierigen Geburtsprozessen die Geburt zu erleichtern, ist die Saugglocke *(Abb. 4.9)*. Sie wird auf die Kopfschwarte des kindlichen Schädels gesetzt. Mit Hilfe eines Schlauchsystems, einer Vakuumflasche und einer Pumpe wird die Luft langsam aus der Saugglocke herausgepumpt, wodurch die Glocke fest am Kopf des Kindes haftet. Bei der Extraktion des kindlichen Kopfes fasst zwar die Hand den zum Saugnapf führenden Schlauch, die eigentliche Zugkraft wird aber nicht auf den Schlauch, sondern auf eine in ihm laufende Zugkette übertragen, die im Innern der Saugglocke durch eine Platte befestigt ist. Ist der Kopf entwickelt, so wird das Vakuum durch Öffnen eines Ventils aufgehoben und die Saugglocke abgenommen.

Kapitel 4 Geburtstraumatische Prozesse

Vakuumextraktor:
Entwicklung des kindlichen Kopfs.

Abb. 4.9 Phasen einer Saugglockengeburt.

Je nach Präsentation des Kopfes wird die Saugglocke entsprechend eingesetzt. Sie kann auf dem Os parietale oder dem Os occipitale aufgesetzt werden oder auch zwei Knochenpartner erfassen. Danach entwickelt sich meistens ein Hämatom mit Verlagerung des innen verlaufenden Membransystems. Das wird glücklicherweise in der Regel durch eigene Membranregulationsmechanismen wieder ausgeglichen. Nur in dem Falle einer bleibenden Restriktion erzeugt das für den Organismus ständigen Stress mit vegetativer Fehlsteuerung, die sich beim Säugling als Unruhe, Erbrechen, Schlafstörungen, Kopfschiefhaltung äußert oder zu bleibenden Schädelasymmetrien führt. Auch das Sonnenuntergangsphänomen der Augen ohne Ventrikelbeteiligung wird beobachtet.

Nach sorgfältiger Palpation des Schädels wird man schnell feststellen, an welchen Nähten sich die Restriktionen befinden. Der individuelle Befund diktiert den Behandlungsplan.

4.4 Zangenextraktion

Wenn sich die Geburt physiologisch nicht mehr durchführen lässt, wird mit Hilfe der Geburtszange versucht, das Herausgleiten des Kopfes zu erleichtern *(Abb. 4.10)*.

Hier ist der Geburtshelfer angewiesen, die Zange so zu setzen, wie es die Präsentation des Kopfes erlaubt. Der Nachteil ist, dass der Geburtshelfer nie genau sehen kann, wo er den Löffel platziert. Man versuchte im Laufe von Jahrzehnten, dieses Instrument zu modifizieren, ohne zu einem be-

Abb. 4.10 Zangengeburt.

4.4 Zangenextraktion

friedigenden Ergebnis gekommen zu sein. Die beiden Löffel des Instruments sind nicht gepolstert und müssen einen starken Druck auf die weichen Strukturen des kindlichen Schädels ausüben.

Vergleicht man diesen Vorgang mit der Tätigkeit eines Handwerkers, der ein empfindliches Chromteil bearbeitet, ist es völlig klar, dass das entsprechend zu bearbeitende Stück durch Polsterung geschützt wird, um nicht beschädigt zu werden. Bei der Zangenextraktion ist dies bis heute nicht möglich.

5 Die Behandlung von Säuglingen und Kindern

5.1 Die Befunderhebung

5.1.1 Anamnese

Folgende Punkte sind bei der Befunderhebung unbedingt zu berücksichtigen
▷ Familienanamnese (wichtig ist die Körperstatik der Mutter)
▷ Schwangerschaftsverlauf (eingesetzte Medikamente, wehenhemmende Mittel, wehenauslösende Mittel)
▷ Entbindung (Vakuum, Forceps, Sectio, lagen eine Zyanose des Kindes vor oder Ödeme, Hautblutungen, waren die Knochen des Schädels asymmetrisch?)
▷ Entwicklung des Kindes und Krankheiten
▷ unreife Neugeborene (hohe Cortisongaben zur Reifung der Lunge. In einem solchen Fall sollte eine Klassische Homöopathische Therapie parallel zur Cranialen Therapie erfolgen, um spätere Schäden auf feinstofflicher Ebene zu vermeiden).

5.1.2 Untersuchung

Bei Verdacht auf eine cerebrale Beteiligung ist es selbstverständlich, dass der kleine Patient vor unserer Behandlung neuropädiatrisch untersucht wurde. Die neurologische Untersuchung sollte auf jeden Fall vor der ersten Behandlung abgeschlossen sein. Prüft man z.B. die Lagereaktion nach Vojta wird das Kind dadurch so verunsichert und aufgeregt, dass eine anschließende craniale Entspannung fast unmöglich ist.

Die Untersuchung des Säuglings und Kleinkindes erfordert viel Geschick und vor allem ein gutes Einfühlungsvermögen des Therapeuten. Das Hochnehmen und

5.1 Die Befunderhebung

Tragen des kleinen Patienten oder das Einbeziehen von Spielzeug können sehr hilfreich sein. Eine Unterstützung durch Streicheln des Kindes durch die Mutter ist eine weitere Möglichkeit. Die Untersuchung sollte in einer ruhigen Umgebung stattfinden. Der Therapeut sollte auf jeden Fall warme Hände haben.
Durch Streicheln der Händchen oder Füßchen oder durch leises Erzählen stellt man einen Kontakt zum Säugling her. Man beginnt niemals sofort mit der Untersuchung des Schädels.

Über die folgenden Punkte sollte man sich einen ersten Eindruck verschaffen:
▷ Spontanmotorik des Säuglings/Kleinkindes
▷ Zu welcher Seite neigt das Kind den Kopf?
▷ Wirbelsäulenkrümmung und Beckenneigung
▷ Extensions- und Flexionshaltung der Schultern und Hüften
▷ Bein- und Fußstellung
▷ Übermäßige Schreckhaftigkeit.

Zur Untersuchung des Kindes gehören grundsätzlich das Gelbe Untersuchungsheft und der Impfausweis.
Virginia Apgar, eine amerikanische Anästhesistin, entwickelte ein Schema, mit dem eine und fünf Minuten nach der Geburt Herzschlag, Atmung, Muskeltonus, Reflexfähigkeit und Hautfarbe mit 0–2 Punkten bewertet werden, den „Apgar-Index" *(Tab. 5.1)*.

Tab. 5.1 Apgar-Index

Faktor	Punkt: 0	Punkt: 1	Punkt: 2
Herzfrequenz	keine	unter 100	über 100
Atembewegungen	keine	langsam oder unregelmäßiges Schreien	regelmäßiges Schreien
Muskeltonus	schlaff	geringes Beugen der Glieder	aktive Bewegungen
Reflexe	keine	Grimassenziehen oder Wimmern	Schreien, Niesen, Husten
Hautfarbe	blass, blau	blaue Extremitäten	rosig

Kapitel 5 Behandlung von Säuglingen und Kindern

Nach Prof. Hellbrügge ergibt sich bei der psychomotrischen Entwicklung des Säuglings folgende Reihenfolge *(Abb. 5.1)*:
Krabbelalter → Sitzalter → Laufalter → Greifalter → Perzeptionsalter → Sprechalter → Sprachverständnisalter → Sozialalter.

Ist das Kind nicht altersgerecht motorisch gereift und bestehen keine weiteren pathologischen Befunde, kann es sich um eine osteopathische Dysfunktion handeln. Eine hohe cervikale Reizung, z.B. Kiss-Syndrom, die häufig durch eine Atlasverlagerung zustande kommt, kann eine psychomotorische Entwicklungsverzögerung verursachen.

Abb. 5.1 Psychomotorische Entwicklung des Säuglings – Vertikalisierung des Kindes.

5.1 Die Befunderhebung

Untersuchung des Körpers
▷ Extremitäten (Varus/Valgusstellung, Asymmetrie der Interglutäalfalte)
▷ Becken (Flecken, Behaarung, Ödemzonen)
▷ Wirbelsäule (Krümmung, Haut)
▷ Thorax (Einziehungen, Brustform: Trichterbrust)
▷ Die Brustwirbelsäule muss genau betrachtet werden, da sich hier viele Blockaden vom Kopfgelenk induziert aufbauen. Begründung: Kopfzonen nach der Segmentdiagnostik (Literatur: Lomba und Peper 1997).

Untersuchung des Schädels
▷ Ödeme, Hautblutungen
▷ Ausprägung der Frontal-, Parietal-, Occipitalhöcker
▷ Vertiefungen, Einziehungen
▷ Asymmetrien
▷ Os occipitale Abflachung oder Wölbung der Squama, Seitengleichheit...
▷ Os temporale
▷ Beurteilung der Suturen (Überlappungen...)
▷ Fontanellenwölbungen oder Einziehungen
▷ Augenstellung beachten (hier können Hinweise auf den II., III., IV. und VI. Hirnnerv gegeben werden). Frage nach Schieloperationen wird häufig bei Anamnese vergessen.
▷ Nasenstellung
▷ Ohrenstellung
▷ Seitenbevorzugung der Kopfhaltung (Hinweis auf Kopfgelenkblockierungen, Kiss-Syndrom)
▷ Abrieb der Kopfbehaarung (Hinweis auf die Lagerung des Kindes, auf Kopfgelenkblockierungen, Schädelasymmetrien).

Schädelpalpation

Lagerung
▷ Patient liegt in Rückenlage, Säuglinge und Kleinkinder auf dem Schoß des Therapeuten.
▷ Therapeut sitzt am Kopfende des Patienten.

Abb. 5.1 Schädelpalpation bei Kindern.

Ausführung

D3 liegt in Höhe des Kiefergelenkes (Patienten zur Orientierung bitten, den Mund zu öffnen und zu schließen). D4 liegt hinter dem Ohr. D5 hat Kontakt mit dem Occiput.
D2 liegt auf dem großen Flügel des Os sphenoidale.
D1 nimmt Kontakt mit dem Os frontale.
Der Griff wird beidhändig durchgeführt *(Abb. 5.1)*.

> **Merke**
>
> Hierbei handelt es sich um den allerersten Kontakt mit dem Schädel des Patienten.
> Der Therapeut bemerkt eine eventuelle Extensions- oder Flexionsneigung des Schädels.
> Außerdem dient dieser Griff zur Erfassung der primären Atmung und zum Aufspüren von Restriktionen.
> Gleichzeitig sollte der Therapeut dabei immer sein Visualisierungsvermögen schärfen. Es hilft dabei, die Strukturen besser zu erfassen und zu begreifen. Der Therapeut ist bei der Behandlung ganz präsent, das heißt mit allen Sinnen auf die Strukturen des cranialen Systems gerichtet.
> Was am Anfang fast unmöglich erschien, ist nach konsequenten Wiederholungen wie eine Offenbarung. Der geübte Therapeut erfasst blitzschnell, wo Asymmetrien und Restriktionen vorhanden sind. Die Diagnose wird dadurch präziser und schneller.

„Listening"

Das Hineinhorchen in die Bewegungsabläufe der Schädelknochen und Membranen, bzw. der Diaphragmen geschieht beim Säugling oder Kleinkind häufig auf dem Schoß des Therapeuten und schließt eine Korrektur mit ein.

5.2 Die Entwicklung des Säuglingsschädels

Wie zuvor bereits bemerkt, eilt das Wachstum des Schädels im Verhältnis zum übrigen Körper pränatal weit voraus. Es besteht auch eine Wachstumsdifferenz zwischen Hirn- und Gesichtsschädel. Postnatal dreht sich das Verhältnis um. Dann verhält sich die Wachstumsgeschwindigkeit des Hirn- zum Gesichtsschädel

5.2 Die Entwicklung des Säuglingsschädels

1:8, beim Erwachsenen ist das Verhältnis 1:2.

Die Schädelkalotte beim Neugeborenen ist für Verformungen, „Konfigurationen", äußerst anfällig, da sie nicht mit einer druckauffangenden Spongiosaschicht ausgekleidet ist und auch noch keine Ossifikation erfolgte.

Der Säuglingsschädel besteht aus fünf Knochenschuppen mit Suturen, die bis zu 20 mm breit sind. Die Schädelknochen beim Fetus bzw. Neugeborenen haben nirgends direkten Kontakt. Dieser Kontakt bildet sich erst im Verlauf des ersten Lebensjahres durch die wellen-, schuppen- und zackenförmig verlaufenden Nähte. Dann wachsen schließlich die größeren Schädelknochen mit ihren abgerundeten Ecken an den Fontanellen zusammen *(Abb. 5.2–5.4)*.

Die sechs Fontanellen sind gegen Ende des zweiten Lebensjahres üblicherweise geschlossen. Das Schädelwachstum verläuft bis zum fünften Lebensjahr sehr rasch, da es durch die Größenzunahme des Gehirns beeinflusst wird. Das Foramen magnum hat jetzt schon fast seine endgültige Größe erreicht. Bis zur Pubertät verlangsamt sich das Schädelwachstum, um dann einen neuen Entwicklungsschub der Schädelkalotte und des Gesichts zu erfahren.

Abb. 5.2 und 5.3 Die Größenverhältnisse von Hirn- und Gesichtsschädel eines Säuglings.

Abb. 5.4 a Der Schädel des Neugeborenen. Die Schädelbasis eines Neugeborenen umfasst folgende Strukturen
1. Os occipitale, Pars squamosa
2. Os occipitale, Pars lateralis (Condylanteil)
3. Os temporale, Pars petrosa
4. Os temporale, Pars squamosa
5. Os temporale, Anulus tympanicus (tympanischer Ring)
6. Canalis caroticus (Carotiskanal)
7. Os occipitale, Pars basilaris
8. Symphysis mentis.

Abb. 5.4 b Schädel eines Neugeborenen von ventral und dorsal.

5.3 Die Schädelknochen des Säuglings und ihre Behandlung

5.3.1 Os occipitale

Das Os occipitale besteht bei der Geburt aus vier Teilen
▷ Squama bestehend aus vier Ossifikationskernen, die sich intrauterin zusammenschließen
▷ Partes laterales
▷ Pars basilaris.

Die Kondylen des Os occipitale werden aus Teilen, die auf der Pars basilaris und auf den Partes laterales liegen, gebildet.

Die Squama und die Partes laterales ossifizieren in der Regel im Alter von 2–3 Jahren, die Pars basilaris und die Partes laterales im Alter von 7–9 Jahren.

Hierin liegt eine der Erklärungen dafür, dass bei vielen Stürzen und Prellungen auf den und am Hinterkopf verhältnismäßig wenig Frakturen entstehen.

Fronto-occipitale Technik bei Kleinkindern

Lagerung
▷ Patient sitzt frei oder auf dem Schoß der Mutter.
▷ Therapeut kniet auf der Liege und hält das Kind zwischen den Beinen.

Ausführung
Die Kopfhand umgreift großflächig den Hinterkopf von lateral, wobei die Thenaren Kontakt am Occiput haben.
Die Fußhand liegt auf dem Occiput. Die Fingerspitzen zeigen nach cranial *(Abb. 5.5–5.7)*.

Wirkung
Man ertastet Flexion oder Extension des Schädels und korrigiert den gesamten duralen Schlauch.

Erklärung
Häufig kommt es bei dieser Technik zu einer Nachahmung des Geburtsvorgangs, d.h. die Kopfbewegungen des Kindes entsprechen dem Bewegungsmuster des Kopfes beim Ein- und Austritt aus dem Geburtskanal.

Kapitel 5 Behandlung von Säuglingen und Kindern

Abb. 5.5

Abb. 5.5 bis 5.7 Eine Behandlungssequenz der fronto-occipitalen Technik.

Abb. 5.6

Abb. 5.7

5.3 Die Schädelknochen des Säuglings und ihre Behandlung

Zum Abschluss der „Nachahmung" des Geburtsvorgangs hat sich die Sacrum-Technik bewährt. Aus diesem Grund möchte ich sie hier erklären.

Sacrum-Technik bei Säuglingen und Kleinkindern

Lagerung
- Patient liegt (idealerweise) in Rückenlage oder sitzt auf dem Schoß der Mutter oder des Therapeuten *(Abb. 5.8)*.
- Therapeut ist flexibel in seiner Körperhaltung und passt sich der Position des Kindes an.

Ausführung
Die Fußhand nimmt mit den Fingern D2 bis D3 oder je nach Größe des Patienten bis D5 Kontakt am Sacrum. Je nach Position des Therapeuten kann der Kontakt von lateral oder caudal erfolgen. Die Kopfhand hat Kontakt am Occiput. Durch den Kontakt am Occiput ist es leichter, sich in das craniosacrale System hineinzufühlen. Nach kurzer Zeit verzichtet man auf den Occiput-Kontakt und hält ausschließlich das Sacrum.

Mobimiento
Das Occiput und das Sacrum gehen als „Anfang" und „Ende" vom Duralschlauch mit diesem in die Extension und in die Flexion.

Abb. 5.8 Durchführung der Sacrum-Technik an einem Kleinkind. Anschließend Lösen des Occiput-Kontakts.

> **Merke**
>
> Bei Fehlmustern können unterschiedliche Bewegungsrichtungen ertastet werden. Seitliches Kippen des Sacrums, Klopfen und Vibrieren sind die häufigsten Komponenten, die man hier feststellt. Sie treten dann auf, wenn eine Dysfunktion im duralen Membransystem vorhanden ist. Aufgrund der Größe des Sacrums genügt es, den Kontakt mit dem Mittelfinger durchzuführen. Hier kann der Therapeut den Ruhepunkt induzieren. Die Babies werden meistens ruhig, Darmgeräusche und „Gerüche" machen sich bemerkbar. Fast immer wird der Darm entleert.

Um ein gutes Gefühl für die Bewegung zu bekommen, hat es sich als sinnvoll für den Therapeuten erwiesen, die Sinne zuerst auf den einen Knochen z.B. das Sacrum zu richten, dessen Bewegung zu ertasten und sich erst dann dem Occiput zu widmen. Hat man das mit beiden Knochen nacheinander so durchgeführt, fällt es dem Ungeübten leichter, das Bewegungsmuster im Zusammenspiel dieser beiden Kontaktstellen zu beurteilen. Die Hände haben aber schon zu Anfang an beiden Knochen Kontakt und lösen dann den Kontakt mit dem Occiput.
Gerade bei dieser Technik kommt es häufig zu einem „Unwinding" oder zur Induzierung des Still-Points. Die Erklärung liegt in der Entspannung des Nervus vagus. Hierbei kommt es zu einer Anregung der Darmperistaltik und zu einer Vertiefung der Atmung.

Vor der Einführung der „schnurlosen" Telefone kam es häufig zu „Kabelsalat" des Telefonkabels. Um diesen zu entwirren, hielt man das Kabel an einer entfernten Stelle des Telefons hoch, so dass sich der Apparat frei ausschwingen konnte. Dieser Vorstellung entspricht das „Unwinding". Während der Craniosacralbehandlung kommt es manchmal durch dieses Unwinding zu einer Auflösung der Restriktionen.
Im ausgeglichenen Craniosacralen System gibt es zwischen der Extensions- und Flexionsphase einen Moment ohne jegliche Bewegung, eine Ruhephase. Im Verlauf einer Behandlung kann es als Therapieerfolg gewertet werden, diesen Still-Point durch Beseitigung von Restriktionen und Störungen im cranialen System herbeizuführen. Es liegt jedoch nicht in der Entscheidung des Therapeuten einen „Still-Point" oder ein „Unwinding" zu erreichen. Einzig das Craniosacrale System selbst reagiert auf die Behandlung, so wie es angemessen ist.

5.3 Die Schädelknochen des Säuglings und ihre Behandlung

5.3.2 Os sphenoidale

Es besteht bei der Geburt aus drei Teilen: dem Corpus und den Alae minores, zwei Knochenfragmenten bestehend aus Processus pterygoidei und Alae majores. Das Prä- und Post-Sphenoid verschmilzt im achten Fetalmonat zum Corpus. Diese Verbindungslinie wird durch die Crista gekennzeichnet. Die übrigen Teile des Sphenoids ossifizieren bis zum Ende des 1. Lebensjahres, die Keilbeinhöhlen erreichen ihre eigentliche Größe nach der Pubertät.

Störungen der Sensomotorik durch Restriktionen und Verlagerungen im Sphenobasilargelenk

Das Sphenoid und das Os occipitale stellen über das Sphenobasilargelenk das eigentliche funktionelle erste Kopfgelenk dar. Gleicht das Membran-Duralsystem die entstandenen Restriktionen nicht aus, kommt es zu einem Fehlmuster zwischen Occiput und Atlas, Atlas und Axis und Axis und C3. Da der Atlas ständig bemüht ist, in der Waagerechten zu bleiben, muss er sich der Fehlstellung des Occiputs anpassen. *Das wiederum verursacht Störungen der Kopfgelenkrezeptoren, was durch Fehlsteuerung zu einer Asymmetrie der Rumpfmuskulatur führt.*
Hierin liegt die wahrscheinlichste Erklärung dafür, dass klassische Methoden (z.B. Vojta, Bobath) zwar eine momentane Muskulaturkorrektur bewirken, jedoch nicht kausal die Ursache beheben, d.h. die Fehlmuster treten immer wieder auf. Für mich liegt hier auch die eigentliche Ursache des Kiss-Syndroms (Abb. 5.9a–c, s.a. Abb. 5.18).
Bei den genannten Fehlmustern kommt es zu Störungen des intracranialen und intraspinalen Membransystems mit Zirkulationsstörungen des Liquors, was wiederum eine Störung des Nervensystems verursacht. Dadurch wird eine statische Dysfunktion zwischen Occiput und Sacrum unterhalten.

Die Folgen dieser Störungen können sein
▷ Lymphabflussstörungen
▷ Abflussstörungen des venösen Systems aufgrund der Spannungszunahme der Falx cerebri und des Tentorium cerebelli
▷ Stoffwechselstörungen des ZNS
▷ Abflussstörungen aus den Hirnventrikeln
▷ Ungleichgewicht der neurophysiologischen Transmittersubstanzen
▷ Endokrine Dysfunktion
▷ Störungen im Immunsystem
▷ Viszerale Dysfunktionen

Kapitel 5 Behandlung von Säuglingen und Kindern

Abb. 5.9a bis c
Typische Kopfhaltung eines Säuglings mit Kiss-Syndrom.

5.3 Die Schädelknochen des Säuglings und ihre Behandlung

▷ Funktionsstörungen des neuro-sensuellen Systems (Riechen, Hören, Sehen, Schmecken, Fühlen).

Die Behandlung des Sphenoids bei Säuglingen

Die Techniken zur Behandlung des Os sphenoidale sind die wichtigsten Griffe in der Craniosacralen Therapie, da sich eine Verlagerung des Sphenoids, die nicht von den Selbstregulationsmechanismen ausgeglichen wird, in einer bleibenden Fehlsteuerung des gesamten Muskel-Skelett-Systems manifestieren kann.

Sphenobasilargelenk-Technik bei Säuglingen

Lagerung
▷ Therapeut steht seitlich der Liege zum Rücken des Patienten.
▷ Patient liegt in Rückenlage.

Ausführung
Die Fußhand umfasst das Occiput.
D1 und D3 der Kopfhand nehmen Kontakt mit dem großen Flügel des Sphenoids.
Kontaktstellen liegen etwas lateral vom Raum zwischen Augenbrauenende und lateralem Lidwinkel *(Abb. 5.10)*.

Mobimiento
Der Therapeut nimmt die Spannungsdifferenz zwischen linkem und rechtem großen Flügel wahr.
Danach erfolgt der Korrekturgriff. Ist das Sphenoid nach rechts oder links verlagert, spricht man von „lateralstrain".
Beispiel: Stellt der Therapeut eine laterale Verschiebung nach rechts fest, so ist rechts der große Flügel prominenter tastbar und die Gewebespannung erhöht. Auf der Gegenseite ertastet man eine Vertiefung mit einem Hypotonus.

Abb. 5.10 Durchführung der Sphenobasilargelenk-Technik an einem Säugling.

Kapitel 5 Behandlung von Säuglingen und Kindern

Korrektur

Man drückt ganz sanft in die Richtung der Fehlstellung (der Druck erfolgt nur imaginär), danach versucht man ein Stoppen zu bewirken, indem man das Sphenoid festhält.

Man steigert langsam den Druck in die Richtung der Normalstellung, in diesem Fall nach links. Während der gesamten Reposition leistet die Fußhand eine feine Abstimmungsarbeit über das Occiput.

> **Merke**
> Bei Säuglingen erfordert gerade diese Technik viel Erfahrung, siehe Schädelform bei den verschiedenen Restriktionen.

Sphenoid-Technik bei Säuglingen

Lagerung
- ▷ Therapeut steht am Kopfende des Kindes.
- ▷ Säugling liegt auf dem Rücken *(Abb. 5.11)*. Bei Säuglingen wird die Behandlung oft auf dem Schoß der Mutter durchgeführt. Manchmal muss das Kind dabei sogar gefüttert werden.

Abb. 5.11 Darstellung der Sphenoid-Technik am Säugling.

5.3 Die Schädelknochen des Säuglings und ihre Behandlung

Ausführung

Der Griff wird beidhändig durchgeführt.
D3 hat Kontakt mit dem Sphenoid.
Kontaktpunkt: Raum zwischen lateralem Lidwinkel und Augenbrauenende, ca. 1 cm nach lateral versetzt.

Mobimiento

Man versucht, die Spannungsdifferenz zwischen links und rechts zu ermitteln. Zu bemerken ist, dass auf der Seite, auf der der große Flügel prominenter ist, eine Spannungszunahme des Gewebes vorliegt, die durch einen lymphatischen Stau bedingt ist.

Korrektur

Die Richtung der Restriktion wird unterstützt. (Je nach Reaktion 5- bis 10mal.)
Dann wird die Bewegung gestoppt und die Korrektur vorgenommen.
Die Knochen werden jetzt zentriert.

> **Merke**
>
> Bei Säuglingen und Kleinkindern erfolgt die Korrektur relativ schnell. (Oft muss auch der Atlas korrigiert werden. Ich verzichte hier auf eine Erklärung der Atlastechnik, sie lässt sich nur in der Praxis vermitteln, s.a. Abb. 5.13.)

5.3.3 Os temporale

Das Os temporale besteht bei der Geburt aus drei Teilen
▷ Squama
▷ Pars tympanica
▷ Pars petrosa.
Diese Anteile ossifizieren bis zum Ende des 1. Lebensjahres. Dann beginnt die Entwicklung des Processus mastoideus unter Einwirkung des M. sternocleidomastoideus. Eine Korrektur sollte so früh wie möglich erfolgen. Ist ein Fehlmuster im Gehirn einprogrammiert, so folgt das Muskel-Skelett-System dieser Programmierung.

5.3.4 Os frontale

Es besteht bei der Geburt aus zwei Teilen, die durch die Sutura metopica getrennt sind. Die beiden Teile sind bis zum 8. Lebensjahr ossifiziert. Die Sinus frontales erreichen nach der Pubertät ihre endgültige Größe.

Anhebung des Os frontale bei Säuglingen

Lagerung
▷ Säugling liegt in Rückenlage.
▷ Therapeut sitzt am Kopfende der Liege.

Dass der Säugling still auf dem Rücken liegt und der Therapeut am Kopfende sitzt, wäre die optimale Ausgangsposition für die Behandlung. Wie aber schon mehrmals erwähnt, ist dies bei der Säuglingsbehandlung eher selten durchzusetzen. Hier sind Ideenreichtum und Flexibilität des Therapeuten sowie seine Geschicklichkeit gefragt. Manchmal muss eine Abwandlung des Griffes erfolgen, wenn das Kind z.B. auf dem Arm der Mutter ist. Dabei sollte der Therapeut immer die anatomischen Strukturen und Bewegungsrichtungen der einzelnen Knochen vor Augen haben. Nur so kann er seine Grifftechnik der Kindeslage anpassen und eine optimale Wirkung erzielen.

Ausführung
D4 ist lateral des Augenbrauenendes am Os frontale fixiert. Die Finger D3, D2 und D1 liegen entlang der Mediopupillar-Linie. Es erfolgt eine Anhebung des Os frontalis nach ventral *(Abb. 5.12)*.

Abb. 5.12 Anhebung des Os frontale beim Säugling.

5.3 Die Schädelknochen des Säuglings und ihre Behandlung

5.3.5 Os parietale

Hier handelt es sich um einen einzigen Teil.
An den Eckpunkten befinden sich Fontanellen
- caudo-ventral – Fonticulus sphenoidalis/Pterion
- caudo-dorsal – Fonticulus mastoideus/Asterion
- cranio-ventral – Fonticulus anterior/Bregma
- cranio-dorsal – Fonticulus posterior/Lambda.

5.3.6 Os ethmoidale

Es besteht bei der Geburt aus drei Teilen
- Lamina cribosa
- Labyrinthi ethmoidale (Pars lateralis)
- Lamina perpendicularis (über der Crista Galli).

Die Knochenanteile ossifizieren bis zum 6. Lebensjahr. Die Labyrinthe entwickeln sich auch noch nach der Pubertät.

5.3.7 Maxilla

Sie besteht bei der Geburt aus zwei Teilen
- Prämaxilla
- Postmaxilla.

Die Naht befindet sich oberhalb des Eckzahns und kann bis zum Erwachsenenalter bestehen.
Der Sinus maxillaris entwickelt sich auch noch nach der Pubertät.

5.3.8 Mandibula

Sie besteht bei der Geburt aus zwei Teilen, die am Ende des ersten Lebensjahres durch die Symphysis mentalis verbunden sind.

> **Merke**
>
> Ein Phänomen, das oft bei der Behandlung bemerkt wird, ist, dass die Mandibula sich auch beim Erwachsenen während der Behandlung wie ein zweiteiliger Knochen verhält. Sie ist der wichtigste Speicher emotioneller Eindrücke.

5.3.9 Atlas

Er besteht bei der Geburt aus drei Teilen
- Massae laterales
- Arcus anterior
- Arcus posterior.

Die beiden Massae verbinden sich zum Arcus posterior gegen Ende des 3. Lebensjahres. Der Arcus anterior verbindet sich zwischen dem 7. und 9. Lebensjahr mit den beiden Massae.

> **Merke**
>
> Die Schädelknochen bestehen bei der Geburt aus einer einzigen Schicht. Das Periost ist mit der Dura mater verbunden, die das Gehirn schützt. Das gesamte System weist die gleichen Spannungsverhältnisse auf.
> Die Knochen der Schädeldecke sind membranösen Ursprungs, die der Schädelbasis haben einen knorpeligen Ursprung.

Atlas-Stimulierung

Lagerung
Nach Palpation im Sitzen oder Liegen (s. Abb. 5.1) wird das Kind in Rückenlage gebracht.

Ausführung
Der okzipito-zervikale Übergang liegt in der Hand des Therapeuten. Der in diesem Fall nach rechts verlagerte Querfortsatz des Atlas wird mit der Fingerkuppe D3 kontaktiert (mit der haltenden Hand) und fixiert.
Jetzt erfolgt die Impulsgabe durch eine Schnippbewegung der freien Hand auf den fixierenden Finger des Therapeuten. Von dort aus setzt sich der Impuls von Querfortsatz zu Querfortsatz fort *(Abb. 5.13)*.

Wirkung
Globale Repolarisierung der Kopfgelenkrezeptoren.

5.3 Die Schädelknochen des Säuglings und ihre Behandlung

Abb. 5.13 Das Bild zeigt eine Atlas-Stimulierung von rechts nach links mit Klopftechnik.

5.3.10 Die Schädelfontanellen

Dazu gehören:
- Fonticulus frontalis
- Fonticulus occipitalis
- zwei Fonticuli sphenoidales
- zwei Fonticuli mastoidei.

Der Fonticulus frontalis schliesst sich in der Regel erst im 2.–3. Lebensjahr, die übrigen bald nach der Geburt und in den ersten Lebensmonaten.

Occiput-Sacrum-Technik bei Kindern

Lagerung
- Patient liegt in Rückenlage.
- Therapeut steht seitlich vom Kind.

Ausführung
Die Fußhand hat Kontakt mit dem Steißbein, d.h. je nach Größe des Kindes nur die Fingerspitzen von D2–D4 oder D5.

Kapitel 5 Behandlung von Säuglingen und Kindern

Die Kopfhand hat von lateral her Kontakt mit dem Occiput. Man arbeitet bei Säuglingen mit den Fingern und/oder passt seine Hand den Größenverhältnissen an *(Abb. 5.14, 5.15)*.

Abb. 5.14

Abb. 5.15

Abb. 5.14 und 5.15 Platzierung der Hände bei der Occiput-Sacrum-Technik an einem Kleinkind und am Wirbelsäulenmodell.

5.3 Die Schädelknochen des Säuglings und ihre Behandlung

Mobimiento
Flexion und Extension des gesamten duralen Schlauches.
Zu bemerken ist, dass das Occiput in diesem Alter noch nicht vollkommen ossifiziert ist. Es besteht noch aus acht Knochenfragmenten, die bindegewebig verbunden und oft nach der Geburt als unregelmäßige Oberfläche zu tasten sind. Liegt das Kind zu lange und zu häufig auf dem Hinterkopf, führt dies zu einer massiven Verformung und Abflachung des Occiputs. Das gilt bei manchen Kulturen als Schönheitsideal.
Eine ähnliche Knochenverformung beobachtet man bei Mehrlingsgeburten oder bei einer zu frühen Absenkung des Fötus im Uterus durch Drucklagerung auf den Beckenring.

Die Sacro-lateral-Technik beim Kind in Seitenlage (Quadrantentechnik) mit fortgesetztem Kontakt über LWS und BWS

Lagerung
▷ Patient liegt in Seitenlage.
▷ Der Therapeut steht ventral vom Patienten, seitlich der Liege.

Ausführung
Hüfte und Knie des Patienten sind etwas gebeugt.
Der Kopf wird unterstützt, um eine Seitneigung der HWS zu vermeiden.
Der Therapeut nimmt Kontakt mit der Kopfhand in Höhe des Sacrums. Die Fingerspitzen zeigen nach caudal, und der gesamte Unterarm hat Kontakt mit BWS und LWS.
Die ventrale Hand liegt auf der SIAS und übt ein Lifting aus *(Abb. 5.16)*.

Abb. 5.16 Sacro-lateral-Technik, untere Quadrantentechnik.

Mobimiento
Es kommt zu einer Entspannung und der Aufrichtung des Beckens und der WS. ISG- und SIG-Dysfunktionen sowie die damit verbundenen visceralen Beeinträchtigungen werden so korrigiert.

Obere Quadrantentechnik bei Kindern

Lagerung
▷ Das Kind liegt auf der Seite.
▷ Therapeut steht seitlich ventral vom Patienten.

Ausführung
Die Kopfhand des Therapeuten umfasst die nach oben gerichtete Schulter des Patienten von ventral. Die Fußhand hat Kontakt auf dem Schulterblatt von dorsal. Der gesamte Unterarm stabilisiert den Rücken während der Ellenbogen mit dem Sacrum Kontakt nimmt *(Abb. 5.17)*.

Wirkung
Die Technik gleicht viele osteopathische Dysfunktionen aus und wirkt sehr beruhigend auf die Kinder.

> **Merke**
> Bei osteopathischen Dysfunktionen von Clavicula und Schulter handelt es sich oft um Geburtstraumen.

Abb. 5.17 Obere Quadrantentechnik.

5.4 Das KiSS-Syndrom

5.4.1 Das KiSS-Syndrom – nicht existent oder tägliches Brot?

Oft suchen übernächtigte und völlig ratlose Eltern meine Praxis auf. Sie sind entkräftet, orientierungslos und brauchen dringend adäquate Hilfe. Doch nicht bei ihnen ist die dafür verantwortliche Erkrankung zu suchen. Die Kinder sind die Kranken – und die Eltern leiden mit. Die Kleinen schlafen nicht und schreien Tage und Nächte durch. Sie zeigen Fehlhaltungen und Deformationen am Hinterkopf, sind unruhig, saugen und schlucken schlecht. Teilweise sind sie sogar in ihrer Wahrnehmung und Entwicklung beeinträchtigt. Der Grund dafür: Sie leiden unter einem KiSS-Syndrom.

In der aktuellen medizinischen Debatte wird dieses Krankheitsbild kontrovers diskutiert, als „purer Humbug" bezeichnet oder das Fehlen von entsprechenden wissenschaftlichen Untersuchungen bemängelt. Dem gegenüber stehen volle Schreiambulanzen mit drastisch vermehrt diagnostizierten KiSS-Syndromen.

Als eine der Ursachen für die kopfgelenkinduzierte Symmetriestörung, d.h. eine Dezentrierung des Atlas, wird eine intrauterine „Zwangslage" vermutet. Dabei schränken z. B. ein zu enges Becken, die Lage der Plazenta, Nabelschnurumwicklungen oder ein frühes Senken des Babys in das Becken den Fötus räumlich ein und behindern ihn so in seiner Entwicklung: Er muss sich körperlich den Gegebenheiten anpassen und fällt z.B. in eine Zwangshaltung. Doch dadurch allein entsteht nicht automatisch ein KiSS-Syndrom.

Die Zeit nach der Geburt ist entscheidend für die Entstehung des KiSS-Syndroms. Maßgeblich mitbeteiligt daran ist die Lagerung nach der Geburt. Eltern lagern ihre Kinder meist konsequent auf dem Rücken, um den plötzliche Kindstod zu verhindern. Das Neugeborene bekommt dadurch jedoch keine adäquaten Möglichkeiten, selbsttätig den Tonus seiner Muskelspannungen zu regulieren und sich motorisch zu entwickeln. Im Gegenteil: In der Rückenlage fixiert die einwirkende Schwerkraft intrauterin oder perinatal erworbene Fehlhaltungen.

Die eingeschränkte Lage vor bzw. eine konsequente Rückenlagerung nach der Geburt haben noch weitere Folgen: Kompressionen auf den Hinterkopf können zu intraossären Spannungen im Os occipitale und somit zu einer Verlagerung der noch offenen freien Knochenanteile des Os occiput fuhren. Besonders betroffen sind hier die Kondylen, die wie Eisschollen abdriften und somit neben einer Dezentrierung des Atlas auch eine mögliche Druckerhöhung auf das Foramen magnum bewirken können. Eine Spannung zwischen dem Os temporale und dem Os occipitale kann zusätzlich eine Verengung des Foramen jugulare auslösen, wodurch die austretenden Nerven (N. vagus, N. accessorius, N. glossopharyngeus) beeinträchtigt werden. Vegetative (N. vagus) und muskuläre Störungen (N. accesorius) oder eine Saug- und Schluckstörung sind die Folge.

Eine Rotation des Kopfes führt biomechanisch zu einer Folgebewegung der oberen Brustwirbelsäule und der Rippen I–IV. Die monotone Rückenlage schränkt die Mobilität dieser Rippen ein. Es finden sich viel häufiger Blockaden in diesem Bereich. Ohne die korrektive Befreiung der Rippen-Wirbel-Segmente wird der Kopf keine freie Drehbewegung, insbesondere bei zunehmender Aufrichtung des Kindes, erreichen können.

Dysbiose und Refluxsymptome begünstigen

Woran selten gedacht wird: Auch eine Dysbiose kann eine OAA-Dysfunktion begünstigen. Säuglinge erleben in den ersten Wochen nach der Geburt eine mikrobiologische Erstbesiedlung ihres Darmes, die für eine adäquate Etablierung der Darmflora essentiell ist. Jede Störung dieser Besiedlung kann zu einer Dysbiose mit Gasbildung oder allergischen immunologischen Reaktionen fuhren (Dreimonatskoliken). Störungen können besonders dann entstehen, wenn das Kind per Kaiserschnitt geboren wird, denn dann kommt es nicht in Kontakt mit der hoffentlich intakten mütterlichen Vaginalflora (physiologische Kontamination). Die natürliche Grundlage der Besiedelung fehlt. Aber auch eine postnatale Antibiose, Asphyxien unter der Geburt sowie Flaschennahrung können Ursache einer Dysbiose sein. In der Folge kommt es zur Gasbildung mit Druckerhöhung im Abdomen und dadurch wiederum zu einer Spannungszunahme des Zwerchfells. Die Atmung des Kindes ist angestrengt, der Bauch und das Peritoneum werden gebläht. Der N. phrenicus, der das Zwerchfell sensibel und motorisch sowie das Peritoneum sensibel versorgt, hat seinen Ursprung in den zervikalen Segmenten C3–C5. Kommt es zu Spannungen des Zwerchfells und des Peritoneums, können somit über efferente Rückkopplungen in die Halswirbelsäule die zervikale segmentale Beweglichkeit und Stellung irritiert werden. Auch der N. vagus kann über Hirnnervenkerne efferente Informationen aus dem Verdauungstrakt auf die Muskeln der Halswirbelsäule verschalten. Nicht selten kommt es durch die Druckerhöhung im Bauch zu einer Refluxproblematik mit einer leichten Ösophagitis, die Schreien, Unruhe, Spucken und Erbrechen weiter erklärbar macht.

Auch hier kann die Übestreckungssymptomatik (Hyperextension) eine Kompensation sein: Der funktionelle Verschluss des Mageneingangs (Cardia) wird durch das Neigen des Kopfes nach hinten und den damit verschließenden Zug der Speiseröhre über den Hals wieder hergestellt.

5.4.2 Diagnostik

Neben einer Vielzahl dieser spezifischen und unspezifischen Symptome (s. Kasten) weisen KiSS-Kinder bei der körperlichen Untersuchung oftmals Kopfdeformationen, Faltenasymmetrien oder statische Dysbalancen auf *(Abb. 5.18)*. Die eingehende körperliche Untersuchung beim KiSS-Syndrom erklärt sich aus der oben beschriebenen Entstehung heraus.

Abb. 5.18 Typische Haltung eines KiSS-Säuglings im Sitzen. Der Kopf zeigt eine linksseitige Seitneigung mit einer Rechtsrotation. Strukturpalpation des Kopfes: Schädel: Das Sphenoid zeigt einen Lateral Strain nach rechts, das Occiput eine Verschiebung nach links, der Atlas eine Verschiebung nach rechts, also ein paradoxes biomechanisches Verhalten im Vergleich zum Erwachsenen. Nach meiner Erfahrung verhalten sich Atlas und Sphenoid gleich, während das Occiput eine kompensatorische Gegenbewegung macht. Ab welchem Alter sich der Atlas bei der Seitneigung in die gleiche Richtung wie der Kopf verschiebt, muss noch genauer untersucht werden (s. Lovett-Regel, Fryette-Gesetz).

Kapitel 5 Behandlung von Säuglingen und Kindern

> **Mögliche Symptome des KiSS-Syndroms**
>
> - Kind schreit viel (oft mit Dreimonatskoliken verwechselt)
> - Schiefhaltung des Kopfes
> - einseitige Schlafposition, wodurch oft der Schädel ungleich ausgebildet ist
> - Schädelsasymmetrien auch ohne auffällige Schlafposition
> - Asymmetrien der Lidabstände beider Augen
> - Probleme des Kindes, den Kopf selbst zu halten
> - Auffälligkeiten beim Stillen (bevorzugtes Trinken an einer Brust, Trinkschwäche, häufiges Stillen, Stillen nur mit Stillhütchen möglich etc.)
> - Neigung zur Hyperextension (Überstreckung)
> - Schluckbeschwerden
> - Reflux-Ösopagitis
> - häufiges Spucken oder Erbrechen
> - Schlafstörungen
> - Überspringen von Entwicklungsphasen (z.B. kein Krabbeln)
> - hohe Berührungsempfindlichkeit
> - einseitig bevorzugte Arm- und Beinbewegungen
> - Tonusregulationsstörungen der Extremitäten und des Rumpfes
> - Fehlstellung der Füße.

5.4.3 Körperliche Untersuchung

Das diagnostische Vorgehen entspricht der osteopathischen kranialen Basisuntersuchung. Dadurch werden funktionelle Störungen der Schädelbasis und des kraniosakralen Rhythmus aufgedeckt, die die neurovegetative Regulation des Babys beeinflussen können: Zuerst sollte die spontan idealmotorische Entwicklung, der Reflexstatus und – falls nötig – die Lagereaktionen nach Vojta am unbekleidetem Baby beurteilt werden. Dadurch werden neurologische Defizite, denen eine zerebrale Fehlentwicklung zugrundeliegt, ausgeschlossen. Die Untersuchung sollte immer dem selben Ablauf folgen, um möglichst große Sicherheit zu haben und auch negative Befunde dokumentieren zu können.

5.4 Das KiSS-Syndrom nach Lomba/Opalka

Bei jeder Untersuchung mit der Fragestellung KiSS-Syndrom muss differenzialdiagnostisch unbedingt auch an strukturelle Erkrankungen gedacht werden:
- Pylorusstenose
- Epilepsie
- Hirnblutung
- Hirnhautentzündung
- Zerebralparese
- akute Notfälle (z.B. Inguinalhernie, Ileus).

Anschließend wird die Symmetrie des Gesichts kontrolliert. Dadurch erhält man Hinweise auf mögliche craniosacrale Störungen des Kopfes. Auch die Schädelnähte, Knochen und die intraoralen Strukturen sollten auf eine korrekte Anlage und eventuelle Spannungsmuster hin palpiert werden. Hier sind Bewegungsverluste von entscheidendem Interesse. Ein genauer Tastbefund der Weichteile des Halses und des Mundbodens soll mögliche strukturelle Defekte wie Torticollis oder Einblutungen in der Halsfaszie aufdecken. Anschließend wird die Mobilität der Schlüsselbeine geprüft und auf Frakturen geachtet.

5.4.4 Anamnese und weitere Diagnostik

Die Anamnese gibt eine Idee über die Biografie des Kindes und seine intrauterinen Bewegungs- und Lageerfahrungen. Ein möglicher Hinweis ist es, wenn Kinder im Bauch wenig „gestrampelt" haben. Gezielt sollte daher nach den Kindsbewegungen gefragt werden. Ein Blick in den Mutterpass kann ebenfalls hilfreich sein (dort sind die Kindslage und Lage der Plazenta notiert) Über die Geburtsanamnese erfährt man wichtige Punkte in Hinblick auf eine mögliche Dysbiose, eine Stuhlanalyse bringt vielleicht weitere Klarheit.

Bei älteren Kindern sollten auch das Kiefergelenk und der Zahnstand mit untersucht werden. Auch auf Sehfehler, die zu Kopfschmerzen, Nackenverspannungen und Müdigkeit führen, sollte geachtet werden.

> **Worauf bei der Untersuchung geachtet werden muss**
>
> *Osteopathischer Ansatz*
> ▷ Schädelbasis/Schädelknochen
> ▷ Kiefergelenk/Zahnstand
> ▷ Schlüsselbein
> ▷ Rippen
> ▷ Wirbelsäule/Becken
> ▷ Bauchorgane
>
> *Mikrobiologischer Ansatz*
> ▷ Darm (Dysbiose)
>
> *Komplementäre Ansätze*
> ▷ Augen (Winkelfehlsichtigkeit bei Kleinkindern)

5.4.5 Komplexe Therapie des KiSS-Syndroms

Bei dieser Dysfunktion sollten alle beteiligten Strukturen wie WS, Schädel, Muskeln und Faszien, obere Thoraxapertur, Übergang, Viszera etc. mit berücksichtigt werden. Durch einen Behandlungsansatz hinsichtlich Tonus, Mobilität und neurophysiologischer Vernetzungen dieser Strukturen kann die Dysfunktion beseitigt werden. In manchen Fällen ist eine zusätzliche Atlas-Korrektur unumgänglich. Bei einigen Patienten ist eine Atlas-Reposition als einzige Maßnahme schon ausreichend.

5.4 Das KiSS-Syndrom nach Lomba/Opalka

5.4.6 Fallbeispiel: KiSS-Behandlung bei einem vier Monte alten Säugling

Ein viereinhalb Monte alter Junge mit einer Kopfschiefhaltung (Seitneigung und Rotation rechts) wurde mit Verdacht auf KiSS-Syndrom in meiner Praxis vorgestellt. Die biografische Anamnese des Kindes ergab einen Kaiserschnitt bei Geburtsstillstand, wobei es zu keinen weiteren Komplikationen kam. Das Kind wurde von der Mutter voll gestillt.

Nach der kompletten Untersuchung erfolgte eine korrektive osteopathisch-viszerale Behandlung des Peritoneums, des Zwerchfells und der thorakalen Strukturen. Der Säugling saß dabei mit Blickkontakt zur Mutter auf meinem Schoß, während ich ihn mit beiden Händen thorakal umgriffen und über spezifische Druck- und Zugbewegungen der Hände und Finger das Gewebe, die Wirbelsäule und Rippen rhythmisch entspannt habe. Eine anschließende zweite Untersuchung der Halswirbelsäule und Schädelbasis in Rückenlage zeigte eine verbesserte Bewegungsfreiheit, eine Rotation zu beiden Seiten und einen deutlich entspannten Gesamteindruck des Kindes. Unmittelbar nach der Behandlung schlief der Junge ein.

Im Gespräch erörterte ich mit den Eltern den Gesamtzusammenhang und erklärte ihnen, wie sie das Kind durch einen regelmäßigen Lagerungswechsel bei seiner Heilung unterstützen. Eine zweite Behandlung zur Kontrolle und Nachbehandlung fand ca. 10 Tagen später statt.

Erst eine Verknüpfung verschiedener Therapieansätze bringt bei solchen komplexen Beschwerdebildern wie dem KiSS-Syndrom einen Therapieerfolg. Je später eine therapeutische Intervention in solchen Fällen erfolgt, umso länger und interdisziplinärer kann sie werden. Oft sind begleitende ergotherapeutische, logopädische oder physiotherapeutische Maßnahmen nötig, damit das Kind wieder gesundet und sich beschwerdefrei und ohne Einschränkungen weiter entwickeln kann.

5.5 Weitere Behandlungstechniken für Säuglinge und Kinder

5.5.1 Intraorale Techniken

Intraorale Technik zur Korrektur von Gaumen, Os vomer und Siebbeinzellen

Lagerung
Das Kind liegt in Rückenlage auf dem Schoß des Therapeuten.

Ausführung
D5 wird mittig auf den Gaumen des Kindes platziert. D1 und D3 der kranialen Hand werden jeweils an den Alae majores des Sphenoids platziert. Im Falle einer Dysfunktion wird das Sphenoid direkt korrigiert, während der D5 der anderen Hand eine intraorale Korrektur mit induziert *(Abb. 5.19)*.
Bei Säuglingen und Kleinkindern keine indirekte Sphenoidkorrektur, lieber mit direkten Techniken arbeiten.

Wirkung
Korrektur des Sphenobasilargelenks, Anregung des Saugmechanismus sowie Korrektur an Gaumen, Vomer und Siebbeinzellen.

Abb. 5.19
Korrektur von Gaumen, Os vomer und Siebbeinzellen.

5.5 Weitere Behandlungstechniken für Säuglinge u. Kinder

Siebbeinzellen-Korrektur

Lagerung
Das Kind liegt auf dem Schoß des Therapeuten.

Ausführung
a) Der kleine Finger wird am Gaumen der Kinder platziert, und von dort aus wird der Gaumen auf Symmetrie und Spannung abgetastet. Währenddessen wird der Daumen der anderen Hand auf die Glabella positioniert, wodurch eine Entspannung der Sutura frontonasalis sowie der Falx cerebri induziert wird *(Abb. 5.20a)*.
b) Bei dieser Variante wird durch den Kontakt von Daumen und D2 am Os nasale eine indirekte spezifische Dekompression der Siebbeinzellen erreicht.
Vomer-Korrekturen sind bei beiden Korrekturen ebenfalls möglich *(Abb. 5.20b)*.

Wirkung
Technik zur Korrektur von Gaumendysfunktionen, Siebbeinzellendysfunktionen und nasaler Atmungsproblematik.

Abb. 5.20a, b
a Siebbeinzellen-Korrektur.
b Variante: Indirekte spezifische Dekompression der Siebbeinzellen.

Technik zur Anregung des Buccinator-Mechanismus nach Brondo

Lagerung
Das Kind liegt in Rückenlage auf dem Schoß des Therapeuten.

Ausführung
Die kraniale Hand umfasst das Os occipitale und versucht, hier eine Entspannung zu induzieren. Mit D2 der kaudalen Hand wird Kontakt mit dem zweiten Drittel der Zunge aufgenommen, um das Kind zum Saugen anzuregen. D1 und D3 umfassen die Wangen von außen, drücken sie zur Zungenmitte und gleiten nach vorne. Gleichzeitig drückt D2 die Zunge nach unten vorne. Dieser Vorgang wird sanft wiederholt, wodurch eine Stimulation des Saugmechanismus erfolgt *(Abb. 5.21)*.

Abb. 5.21 Anregung des Buccinator-Mechanismus nach Brondo.

Wirkung
Stimulierung der Hirnnerven, die am Saug- und Schluckvorgang beteiligt sind (s. Castillo-Morales, Die orofaziale Regulationstherapie).

5.5.2 Kombinationstechniken Schädel-Viszerum

Thoraco-occipitale Technik

Lagerung
Das Kind liegt auf dem Rücken.

Ausführung
Der Therapeut umfasst mit der kranialen Hand das gesamte Occiput, die kaudale Hand umfasst den diaphragmalen Bereich von Thorax und Abdomen *(Abb. 5.22)*.

5.5 Weitere Behandlungstechniken für Säuglinge u. Kinder

Wirkung

Liegen Dysfunktionen vor, so kann der Therapeut mit dieser Technik gut viszerale oder kraniale Dysfunktionen ausgleichen. Es kommt dabei zu einem Druckausgleich im viszero-kranialen Bereich (s. auch Abb. 12.1), besonders im Occiput.

Viszero-occipitale Technik

Lagerung

Das Kind liegt auf dem Rücken.

Ausführung und Wirkung

Die kraniale Hand umfasst das Occiput, die kaudale Hand hat Kontakt zur Leber. Während die kraniale Hand ein Molding (Modellieren der intraossären Strukturen) initiiert, arbeitet die kaudale Hand im Sinne der Motilität des Organs und erzeugt so eine viszerale Entspannung. Diese Technik ist z.B. bei einer vorhandenen Säuglingsskoliose sehr gut geeignet *(Abb. 5.23a–b)*.

Abb. 5.22 Thorako-okzipitale Technik.

Abb. 5.23a, b Viszero-occipitale Technik.

Kapitel 5 Behandlung von Säuglingen und Kindern

Hepato-sphenoidale Technik

Zu den Pathologien während der Geburt s. Kap. 4.1, Abb. 4.6–4.8.

Lagerung
Das Kind liegt auf dem Rücken. (Falls der Kontakt im Liegen nicht gelingt, auf dem Schoß der Eltern behandeln.)

Ausführung
Die kraniale Hand kontaktiert mit D1 und D3 die Alae majores bds., während die kaudale Hand einen viszeralen Ausgleich über das Leberareal herbeiführt *(Abb. 5.24)*.

Wirkung
Korrektur bei intrakranialen Dysfunktionen, Lateral Strain und Torsionen.

Abb. 5.24 Hepato-sphenoidale Technik.

Für weitere Behandlungstechniken des Sphenoids bei Säuglingen und Kleinkindern s. Kap. 5.3.2.

Viszero-parietale Technik beidseitig

Lagerung
Das Kind liegt auf dem Rücken.

Ausführung
Die kraniale Hand kontaktiert beide Ossa parietales, wobei D1 auf dem rechten Os parietale und D2, 3, 4 auf dem linken Os parietale liegt. Die kaudale Hand nimmt Kontakt zur Leber auf.
Bei Dysfunktionen, z.B. Schädelasymmetrien oder Überlappungen im Bereich der Sutura sagittalis, versucht der Therapeut, einen Ausgleich während der Flex/Ext im Bereich des Schädels am Point of balance zu erreichen. Die kaudale Hand unterstützt währenddessen den Ausgleich der Druckverhältnisse im

5.5 Weitere Behandlungstechniken für Säuglinge u. Kinder

thorakolumbalen Bereich, was sich wiederum positiv auf das intrakraniale Membransystem auswirkt (*Abb. 5.25;* s. auch Kap. 4.1, Abb. 4.6, 4.7, 4.8)

Wirkung
Entspannung der Sutura sagittalis und temporoparietal.

Parieto-umbilikale Technik

Lagerung
Das Kind liegt auf dem Rücken.

Ausführung
Die kraniale Hand umfasst von lateral den Schädel bis zum Occiputbereich, bis eine Entspannung fühlbar ist. Die kaudale Hand nimmt mit D2–D5 Kontakt zum Nabelbereich auf, während der Daumen sich in der Höhe der rechten Niere befindet *(Abb. 5.26).*

Wirkung
Während die kraniale Hand den Schädel umfasst, versucht die kaudale Hand Entspannung über das Abdomen herbeizuführen, mit der Intention, die Nebennieren mit einzubeziehen.
(Diese Technik erfolgt in Anlehnung an das Modell von Selye und kann beidseitig durchgeführt werden, s. auch „Bilaterale Nebennierentechnik zum Stressabbau nach Selye.")

Abb. 5.25
Viszero-parietale Technik.

Abb. 5.26
Parieto-umbilikale Technik.

Abb. 5.27
Viszero-frontale
Technik.

Abb. 5.28
Hepato-frontale
Technik.

Viszero-frontale Technik

Lagerung

Das Kind liegt auf dem Rücken.

Ausführung

Die kraniale Hand kontaktiert das Os frontale mit D1 und D3 mit der Vorstellung, die Finger zu spreizen (es wird nur ganz sanfter Druck ausgeübt). Die kaudale Hand kontaktiert den thorako-abdominalen Bereich und induziert hier eine Entspannung *(Abb. 5.27)*.

Wirkung

Entspannung der Falx cerebri durch die kraniale Hand, hierdurch entstehen positive Wechselwirkungen mit dem muskulo-skelettalen System. Gleichzeitig wird die Sutura fronto-nasalis günstig beeinflusst sowie eine indirekte Wirkung auf die Siebbeinzellen ausgeübt.

Hepato-frontale Technik (Energietechnik)

Lagerung

Das Kind liegt auf dem Rücken.

Ausführung

Die Kontaktaufnahme erfolgt ähnlich wie bei der viszero-frontalen Technik, wobei zu beachten ist, dass die Finger D2 und D3 keinen lateralen Druck ausüben, sondern eher eine energetische V-Spreiztechnik durchführen *(Abb. 5.28)*.

5.5 Weitere Behandlungstechniken für Säuglinge u. Kinder

Wirkung

Die Wirkung ist der vorhergehend beschriebenen Technik vergleichbar, jedoch ohne mechanische Intention.

Hepato-temporale Technik

Lagerung

Meist in Rückenlage, häufig auch auf dem Schoß der Eltern.

Ausführung

Die kraniale Hand nimmt Kontakt zum Ohr auf, wobei der Daumen in der Ohrmuschel von ventral zum Liegen kommt und D2 und D3 von dorsal Kontakt aufnehmen.
Die kaudale Hand liegt am thorako-viszeralen Übergang und entspannt das Diaphragma. Die kraniale Hand nimmt unter fast nur imaginärem Zug eine Dekompression des Os temporale vor *(Abb. 5.29)*.

Wirkung

Entspannung des Foramen jugulare mit entsprechender Wirkung auf die Hirnnerven 9, 10, 11 (N. glossopharyngeus, N. vagus, N. accesorius).

Abb. 5.29
Hepato-temporale Technik.

Kapitel 5 Behandlung von Säuglingen und Kindern

Abb. 5.30 Viszero/Kranio-Klaviertastentechnik.

Abb. 5.31 Viszero-temporale Technik.

Viszero/Kranio-Klaviertastentechnik

Variante zur viszero-frontalen Technik

Lagerung
Siehe viszero-frontale Technik.

Ausführung
Die kraniale Hand erspürt mit allen Fingern die Spannung des Os frontale. D2, D3 und D4 der kaudalen Hand kontaktieren sanft auf der Medianlinie des Abdomens und warten auf eine fasziale Entspannung. Es ist möglich, je nach Spannungszustand kleine, fast imaginäre Vibrationen – Klavierspielbewegungen – durchzuführen *(Abb. 5.30)*.

Wirkung
Entspannung der Falx cerebri in Wechselwirkung mit einem vegetativen Ausgleich der abdominalen Plexen: Plexus coeliacum, Plexus mesenterium superior und Plexus mesenterium inferior.

Viszero-temporale Technik

Lagerung
Kind in Rückenlage mit Kopf zum Therapeuten.

Ausführung
Die kraniale Hand führt wie in Abbildung 7.17 eine Ohrzugtechnik durch.

5.5 Weitere Behandlungstechniken für Säuglinge u. Kinder

Die kaudale Hand umfasst den Umbilicus und induziert eine Entspannung. Es entsteht ein Ausbalancieren zwischen dem kranialen und dem viszeralen System *(Abb. 5.31)*.

Wirkung
Entlastung des Foramen jugulare und somit der Nerven 9, 10, 11.
Lösung von faszialen Spannungen des Nabels, der nicht nur eine besondere Bedeutung auf der emotionalen Ebene des Körpers hat (siehe embryonale Entwicklung und Entbindung), sondern auch durch seine ligamentösen Verbindung eine zentrale Stelle ist. (Urachus und Lig. teres stellen eine direkte Verbindung zur Harnblase und Leber dar, die Plicae umbilicalis med. und lat. zum Peritoneum.)

5.5.3 Thoraxtechniken

Mobilisationstechnik der oberen Thoraxapertur

Lagerung
Das Kind wird unter den Achseln gehalten, wobei der Daumen guten Halt gibt, und die Finger im Bereich der Interkostalräume platziert werden.

Ausführung
Dynamische Untersuchung der Sternokostalgelenke durch kleine Rotationsbewegungen und Erspüren von Restriktionen in diesem Bereich *(Abb. 5.32)*.

Wirkung
Mobilisation der Sternokostalgelenke und positive Beeinflussung des Mediastinums mit Pleura und Lunge.

Abb. 5.32 Mobilisation der oberen Thoraxapertur.

Brustkorbtechnik 1

Lagerung
Kind in Rückenlage, Therapeut am Kopfende, die Finger beider Hüfte kontaktieren das Sternum und werden parallel zu diesem aufgelegt.

Ausführung
Beim Auflegen der Hände visualisiert der Therapeut die Strukturen vom Sternum bis hin zu Perikard, Pleura und Lunge und induziert eine fasziale Entspannung. Mit den einzelnen Fingerkuppen können die Sternokostalgelenke mobilisiert werden.

Ebenso kann mit den Fingerkuppen eine Stimulierung in Richtung Sternum durchgeführt werden, dies geschieht fast imaginär *(Abb. 5.33)*.

Abb. 5.33 Brustkorbtechnik 1.

Wirkung
Verbesserte Rippenmobilität bei Restriktionen im Bereich von Sternum, Pleura und Perikard, Ruheinduzierung, vegetativer Ausgleich, positiver Einfluss auf die Thymusdrüse.

Brustkorbtechnik 2

Lagerung
Siehe Brustkorbtechnik 1.

Ausführung
Von dorsal umfasst der Therapeut die Scapula, von ventral die oberen Rippen und die Clavicula. Es werden kleine mobilisierende Bewegungen auf allen Ebenen der Gleitflächen zwischen Skapula, Clavicula und

Abb. 5.34 Brustkorbtechnik 2.

5.5 Weitere Behandlungstechniken für Säuglinge u. Kinder

oberen Rippen durchgeführt, bis sich vorherrschende Spannungen auflösen *(Abb. 5.34)*.

Wirkung
Gute Technik zur Verbesserung der Faszialbeweglichkeit des Mediastinums; Mobilisation der beschriebenen Strukturen und besonders verbesserte Zirkulation der oberen Extremität.

Brustkorbtechnik 3

Lagerung
Siehe Brustkorbtechnik 1.

Ausführung
Der Therapeut umfasst beidseitig die Region des M. pectoralis und wartet auf eine Lösung der muskulären Spannung *(Abb. 5.35)*.

Wirkung
Spannungszustände zeigen sich oft im erhöhten Tonus der Brustmuskulatur. Somit führt eine Tonusregulation in diesem Bereich zum Stressausgleich des gesamten Körpers und zur Regulation des vegetativen Nervensystems. Die Flüssigkeitszirkulation in den zu- und ableitenden Gefäßen für die obere Extremität und den Kopf wird angeregt.

Abb. 5.35 Brustkorbtechnik 3.

Lösung der Paravertebralmuskulatur

Lagerung
Das Kind liegt auf dem Schoß des Therapeuten. Dessen Hände umfassen von lateral den Thorax. D1 beider Hände werden paravertebral platziert.

Ausführung
Mit D1 beider Hände wird von medial nach lateral ausgestrichen *(Abb. 5.36a–b)*.

Kapitel 5 Behandlung von Säuglingen und Kindern

Abb. 5.36a–b Lösung der Paravertebralmuskulatur.

Abb. 5.37 BWS Deblockierung.

Wirkung
Lösung der paravertebralen Muskulatur und gute Vorbereitung zur Deblockierung der BWS und Behandlung der Fascia thoracolumbalis.

BWS-Technik zur Deblockierung (in Reiterstellung)

Lagerung
Der Therapeut sitzt vor der Behandlungsbank, das Baby wird auf seinen rechten oder linken Oberschenkel gesetzt (mit dem Rücken zum Therapeuten). Die Behandlungsliege wird auf gleicher Höhe eingestellt.

Ausführung
Der Säugling wird mit beiden Händen am Thorax umfasst. Dann wird mit den Daumen ertastet, wo fehlende Flexibilität und Blockaden festgestellt werden können. Sie können gleichzeitig durch Impulse von einem oder zwei Daumen gelöst werden *(Abb. 5.37)*.

Wirkung
Wiederherstellung der Beweglichkeit in der BWS, vegetative Umstimmung, die gleichzeitig mit einer Verbesserung der Atmung und Thoraxflexibilität einhergeht, außerdem erfolgt eine positive Wirkung auf die Kopfkontrolle des Kindes.

5.5 Weitere Behandlungstechniken für Säuglinge u. Kinder

5.5.4 Viszerale Techniken

Bilaterale Nebennierentechnik zum Stressabbau (nach Selyes Stresskonzept)

Lagerung
Das Kind liegt auf dem Rücken.

Ausführung
Beide Hände umfassen das Abdomen so, dass die Daumen in der Höhe der Niere platziert werden und die übrigen Finger paravertebral liegen. Nun wird versucht, den Spannungszustand zu ertasten (Dysfunktion) und durch viszerale Manipulation zu entlasten *(Abb. 5.38)*. Eine sehr schwierige Technik, da die meisten betroffenen Säuglinge unter der Stresssituation leiden und der Zugang erschwert ist.

Wirkung
Gelingt die Manipulation, so ist die Wirkung umso überzeugender, da die gesamte vegetative Steuerung zu einem Ausgleich kommt.

Abb. 5.38 Bilaterale Nebennierentechnik.

Harmonisierung des Umbilicus

Lagerung
Das Kind liegt in Rückenlage, Therapeut und Elternteil sitzen sich gegenüber und bilden mit ihren Oberschenkeln eine Fläche. Das Baby liegt auf dem darauf liegendem Kissen mit dem Kopf zum Therapeuten *(Abb. 5.39a)*.

Abb. 5.39a Harmonisierung des Umbilicus.

Kapitel 5 Behandlung von Säuglingen und Kindern

Abb. 5.39b Harmonisierung des Umbilicus.

Ausführung
Die Fingerkuppen von D1–D5 werden kreisförmig um den Umbilicus platziert, und der Therapeut induziert eine Entspannung des Gewebes *(Abb. 5.39b)*.

Wirkung
Entspannung der Umbilicus-Region mit entsprechender Wirkung auf die ligamentären Verbindungen (Zentrallinie = Zusammensetzung der Mittelachsenfaszien, Pauletti, S. 81) und des zentral emotionalen Bereichs des Menschen.

Fliegergriff

Lagerung
Das Kind wird im „Fliegergriff" gehalten die kraniale Hand fasst unter beide Arme des Kindes die kaudale Hand den abdominalen Bereich.

Ausführung
Die kaudale Hand: Je nach dem wo sich D1–D4 platzieren, erspürt der Therapeut eine Spannung und wartet auf eine Lösung des entsprechenden Bereichs (unwinding, point of balance, Sutherland Technik).

Abb. 5.40 Fliegergriff.

5.5 Weitere Behandlungstechniken für Säuglinge u. Kinder

Die kraniale Hand: Gegenbewegung bzw. -rotation von Thorax zum Becken, Einleitung einer lateralen Flexion *(Abb. 5.40)*.

Wirkung
Je nach Intention wirkt diese Technik besonders
▷ viszeral: auf die Entlastung des Abdomens (Peritoneum und Darmschlingen)
▷ parietal: Mobilisierung von Thorax und Wirbelsäule.

Entlastungstechnik Peritoneum

Lagerung
Der Therapeut steht seitlich an der Behandlungsbank. Das Kind liegt auf der kaudalen Hand des Therapeuten, die kraniale Hand liegt auf dem Sacrum, wobei D2–D4 nach lateral ausgerichtet sind.

Ausführung
Mit der kranialen Hand übt der Therapeut eine leichte Traktion vom Sacrum auf die lumbale Region aus. Die kaudale Hand erfasst das viszerale Paket mit sanften Druck von ventral nach dorsal und induziert eine fasziale Entspannung *(Abb. 5.41)*.

Wirkung
Dies ist eine gute Technik, um Kompressionen von L5 und S1 zu lösen und so eine positive Wirkung auf die Beckenorgane zu erzielen. Es erfolgt eine Tonusregulation des Abdomens und ein Ausgleich des Vegetativums (modifizierte Turkeybag-Technik, A. Wales).

Abb. 5.41
Entlastung des Peritoneums.

5.5.5 Beckentechniken

Abb. 5.42 Hüftgelenkstechnik.

Hüftelenkstechnik

Lagerung
Kind in Rückenlage mit Kopf zur Mutter.

Ausführung
Von medial umfasst der Therapeut den Bereich des Hüftgelenkes, von lateral umfasst er das distale Ende des Femurs. Nun können aus allen Gelenkpositionen kleinste Mobilisationsbewegungen erfolgen. Diese werden unter sanften Druck zur Hüftgelenksmitte durchgeführt. Dabei ist die Vorstellung hilfreich, dass sich der Femurkopf optimal zum Acetabulum ausrichtet bzw. zentriert *(Abb. 5.42)*.
Cave: Respektiere die Spannung des Gewebes!

Wirkung
Wachstumsanregung, verbesserte arterielle Versorgung, Lösung von faszialen Spannungen der gesamten Hüftmuskulatur und des Bandapparates.

Sacrumtechnik

Lagerung
Kind liegt in Rückenlage mit dem Kopf zur Mutter.

Ausführung
Die beiden SIAS der Ossa ilia werden von lateral mit D1 und D2 umfasst.
Das Sacrum des Kindes liegt auf unseren Fingern, meist D2 und D3. Nun wird die Sacrum-Beweglichkeit getestet. Bei Restriktionen wird der Griff von lateral auf die Ossa ilia sanft verstärkt, um so das Sacrum zu befreien *(Abb. 5.43)*.

5.5 Weitere Behandlungstechniken für Säuglinge u. Kinder

Abb. 5.43
Sacrumtechnik.

Wirkung
Mobilisation zwischen Sacrum und Ilium, bzw. Lösen des gesamten Bandapparates; Entspannung des Diaphragma pelvis und somit Ausgleich des vegetativen Nervensystems.

Bimanuelle Beckentechnik in Reiterstellung

Lagerung
Das Kind sitzt in Reiterstellung auf einem Oberschenkel des Therapeuten, der Oberkörper wird an der Liege abgestützt.

Ausführung
Der Therapeut umfasst mit beiden Händen die Darmbeine (Ossa ilia) und prüft beidseitig. Die Mobilität im Iliosakralgelenk. Aus dieser Position kann sowohl mobilisiert als auch manipuliert werden *(Abb. 5.44)*.
a) Mobilisation
   Der linke Daumen fixiert das Sacrum, die rechte Hand umfasst das Ilium von ventral und dorsal und mobilisiert es nach anterior und posterior. Analog auf der Gegenseite.
b) Impulstechnik: in diesem Fall z.B. Zustand Ilium posterior rechts
   Die linke Hand fixiert Becken und Sacrum links, die rechte Hand umfasst das rechte Ilium von ventral und dorsal und gibt einen Schub nach ventral. Der Hauptkontaktpunkt sollte hierbei der Daumenbalken (Thenar) sein.

Abb. 5.44 Bimanuelle Beckentechnik.

Wirkung
Dysfunktion des Beckens und der Beckenorgane, sakroiliakale Dysfunktion, Hüftprobleme, motorische Entwicklungsverzögerung werden günstig beeinflusst.

Beckendrehtechnik im Liegen

Lagerung
Das Kind liegt auf der Seite.

Ausführung
Das nach dorsal verlagerte Ilium wird nach oben gelagert. Der Oberkörper wird nach dorsal rotiert und das Becken nach ventral. Dies geschieht, indem die kraniale Hand die linke Schulter nach dorsal rotiert, so dass die Spannung im Becken zu fühlen ist. Erst dann erfolgt ein Impuls mit der auf der Hüfte platzierten kaudalen Hand *(Abb. 5.45a–b)*.
CAVE: Diese bei Säuglingen und Kleinkindern sehr schwer durchzuführende Technik sollte nur von erfahrenen Therapeuten angewendet werden. Sie erfordert ein höchstes Maß an Erfahrung, Präzision und Schnelligkeit, da Lagerung und Impuls zu einer Sequenz verschmelzen.

5.5 Weitere Behandlungstechniken für Säuglinge u. Kinder

Abb. 5.45a
Impuls am linken Ilium nach ventral (von dorsal gezeigt).

Abb. 5.45b
Rechtes Ilium nach ventral (von ventral gezeigt).

Wirkung
Korrektur bei Beckendysfunktionen, LWS-Dysfunktionen, Hüftproblemen, motorischer Entwicklungsverzögerung (inadäquates Krabbeln).

5.5.6 Occiput-Sacrum-Techniken

Kombinierte Duralschaukel- und Occiput-Sacrum-Technik

Lagerung

Das Baby liegt in Seitlage, wobei das Occiput in der Handfläche des Therapeuten ruht und der Unterarm die Wirbelsäule bis zum Sacrum kontaktiert. Die ventrale Hand umfasst den abdominalen Bereich.

Ausführung

Die linke Hand umfasst das gesamte viszerale Paket von ventral, während die rechte Hand sich am Occiput anmodelliert. Der gesamte Unterarm gibt der Wirbelsäule einen unterstützenden Kontakt. Wenn die Größe des Kindes passend ist, kann der Epicondylus medialis des rechten Arms Kontakt mit dem Sacrum aufnehmen *(Abb. 5.46)*.

Wirkung

Fasziale Entspannung des Abdomens und Behandlungen von Restriktionen des Duralschlauches mit daraus resultierendem globalem Ausgleich des Gesamtorganismus.

Abb. 5.46 Kombinierte Duralschaukel- und Occiput-Sacrum-Technik.

Variante der Occiput-Sacrumtechnik

Lagerung

Das Baby liegt in Seitenlage mit dem Gesicht zum Therapeut gewandt.
Mit der kaudalen Hand nimmt der Therapeut Kontakt zur gesamten Sacrumregion auf und mit den Fingern der kranialen Hand zum Occiput.

5.5 Weitere Behandlungstechniken für Säuglinge u. Kinder

Abb. 5.47
Variante der Occiput-Sacrum-Technik.

Ausführung
Erspüren der Bewegungen zwischen Sacrum und Occiput und des kraniosakralen Pulses *(Abb. 5.47)*.
(PRM – primär respiratorischer Mechanismus, Erklärung nach Sutherland, CRI – craniosacral rhythmical impuls, Erklärung nach Upledger.)

Wirkung
Ausgleich des gesamten vegetativen Nervensystems bzw. des craniosakralen Pulses.

5.5.7 Osteopathie auf dem Schoß

Technik zur Einleitung einer osteopathischen Behandlung

Lagerung
Das Baby liegt mit dem Kopf zur Mutter.

Ausführung
Kontaktaufnahme über die Füße, globale Untersuchung bzw. Test von faszialen Spannungen *(Abb. 5.48a–b)*.

Wirkung
Diese Kontaktaufnahme ist eine gute Vorbereitung und Zugangstechnik unter Einbeziehung der Eltern und gibt dem Kind die Möglichkeit, sich zu entspannen.

Abb. 5.48a–b Einleitung der osteopathischen Behandlung.

Tonus-Regulationstechnik

Lagerung
Das Kind liegt bäuchlings auf dem Schoß des Therapeuten und wird mit der kranialen Hand unter den Armen gehalten. Der Bauch kann durch ein Kissen unterlagert werden.

Ausführung
D2 und D4 des Therapeuten werden paravertebral aufgelegt, D3 nimmt keinen Kontakt. Nun erfolgen kleine Vibrationen nach ventral, und die Hand des Therapeuten gleitet auf diese Weise entlang der Wirbelsäule von kranial nach kaudal (*Abb. 5.49*).

5.5 Weitere Behandlungstechniken für Säuglinge u. Kinder

Wirkung
Grenzstrangstimulation und Tonusregulation.

Technik zur Entspannung des Zwerchfells

Lagerung
Das Kind liegt in Rückenlage, der Therapeut sitzt am Kopfende. Eine Hand liegt in der thorakolumbalen Region, die andere Hand liegt ventral im Bereich des Proc. xyphoideus der unteren Rippen und des epigastrischen Winkels.

Ausführung
Erspüren der Eigenbewegung dieser Struktur, die sich über den gesamten Körper ausbreiten kann (s. J. E. Upledger, *Abb. 5.50*).

Wirkung
Lösung bzw. Normalisierung von Spannungen (Restriktionen) im Zwerchfellbereich (s.a. Abbildung 12.6). Diese Herangehensweise ist eine schöne Ausgleichstechnik für das gesamte Nervensystem.

Abb. 5.49
Tonus-Regulationstechnik.

Abb. 5.50
Entspannung des Zwerchfells.

Kapitel 5 Behandlung von Säuglingen und Kindern

Dehnung der oberen Thoraxapertur

Lagerung
Das Kind sitzt auf dem Schoß des Therapeuten mit Blick nach vorn.

Ausführung
Je nach Palpationsbefund werden die entsprechenden Strukturen mit der kranialen Hand in einer dynamischen Dehnung bzw. nur durch Kontakt mobilisiert (abwarten, bis die Entspannung eintritt). Die kaudale Hand versucht, durch viszeralen Kontakt Druckausgleich zum Thorax zu bewirken *(Abb. 5.51a–b)*.

Wirkung
Durch Inhibitionstechnik im Beckenbereich schafft man eine Entspannung zur Lösung der Restriktionen im Schulterbereich.

Abb. 5.51a–b Dehnung der oberen Thoraxapertur.

5.5 Weitere Behandlungstechniken für Säuglinge u. Kinder

BWS- und kostovertebrale Technik auf dem Schoß des Therapeuten

Lagerung

Der Säugling wird auf den Arm genommen; teilweise erweist sich das Umhergehen im Zimmer als gute Methode, um das Baby abzulenken und zu beruhigen. Die Technik, von Palpation bis Manipulation, kann im Gehen durchgeführt werden.

Ausführung

a) Der Therapeut ertastet die Dornfortsätze der Wirbelsäule von kaudal nach kranial und umgekehrt und prüft auf Flexibilität und Spannungszustände *(Abb. 5.52a)*.

Abb. 5.52a–c BWS- und kostovertebrale Technik.

b) Das gleiche geschieht auch paravertebral links und rechts. Bei vorhandenen Restriktionen oder Blockaden werden entsprechende Mobilisierung und Impulstechniken appliziert (mit dem Daumen, *Abb. 5.52b*).

c) Die Palpation erfolgt wie bei a), Mobilisierung und Impulstechnik werden jedoch nicht nur mit dem Daumen, sondern mit D2 und D3 in V-förmiger Stellung appliziert *(Abb. 5.52c)*.

Wirkung
a) Palpation Proc. Spinosi
b) Palpation Proc. Spinosi und paravertebral
c) Palpation paravertebral mit D2 und D3.

BWS-Technik zur Deblockierung der kostovertebralen Gelenke

Lagerung
Das Kind wird auf dem Oberschenkel des sitzenden Therapeuten gelagert (s. Bild).

Der Therapeut fasst mit seiner linken Hand von ventral unter beiden Achseln des Kindes hindurch und fixiert die rechte Schulter des Patienten.

Ausführung
Mit der rechten Hand untersucht der Therapeut dynamisch den Thorax. Hierzu benutzt er von kaudal nach kranial den Daumen zur Palpation der kostovertebralen Strukturen. Bei einer vorhandenen Restriktion kann dieses Areal mobilisiert werden bzw. mit einer Impulstechnik gelöst werden *(Abb. 5.53)*.

Wirkung
Lösung von BWS-Blockaden und Wiederherstellung der BWS-Dynamik, außerdem vegetative Umstimmung.

Abb. 5.53 BWS-Technik zur Deblockierung der kostovertebralen Gelenke.

6 Die Schädelbasis – Anatomie und Behandlung

6.1 Aufbau der Schädelbasis *(Abb. 6.1–6.3)*

Die Schädelbasis besteht aus folgenden Knochen
- Os ethmoidale
- Partes orbitales des Os frontale
- Os sphenoidale
- Pars petrosa und Pars mastoidea des Os temporale
- Os occipitale
- Spina frontale des Os frontale.

Die für den Craniosacraltherapeuten wichtigste Struktur ist die Synchondrosis sphenobasilaris, die ab dem 13. Lebensjahr verknöchert, aber ihre Flexibilität bis ins hohe Alter behält. Dieses Gelenk fängt die Extension und Flexion der Schädelbasis auf.
Unterhalb der Sella turcica bildet die Schädelbasis einen leicht konkaven Winkel. Dieser Winkel beträgt ca. 117,7 Grad. In der Flexionsbewegung bewegt sich die Schädelbasis nach cranial, und der untere Winkel verkleinert sich. Dabei wird der obere Winkel größer. Während der Extension ist es umgekehrt. Die anderen Schädelknochen passen sich den Bewegungen des Sphenobasilargelenkes an, da die Knochen der Schädelbasis weniger elastisch sind. Störungen im Bereich der Schädelbasis haben Auswirkungen auf das gesamte craniosacrale System.

Kapitel 6 Schädelbasis – Anatomie und Behandlung

Abb. 6.1 Aufbau der Schädelbasis eines Erwachsenen.

1. Mediane Incisivlinie
2. Foramina incisiva
3. Sutura palatina mediana
4. Sutura palatina transversa
5. Alveolarkamm
6. Os palatinum
7. Foramen palatinum majus
8. Fissura orbitalis inferior
9. Os frontale
10. Os parietale
11. Processus pterygoideus, Lamina lateralis (laterale Pterygoidplatte)
12. Processus pterygoideus, Lamina medialis (mediale Pterygoidplatte)
13. Artikulation von Vomer und Sphenoidale
14. Fossa mandibularis
15. Processus styloideus
16. Meatus acusticus externus (äußerer Gehörgang)
17. Processus mastoideus
18. Condylus occipitalis
19. Canalis condylaris
20. Os parietale
21. Inion
22. Os zygomaticum
23. Os sphenoidale, Ala major (großer Flügel des Sphenoidale)
24. Os temporale, Processus zygomatic
25. Vomer, Ala
26. Foramen lacerum
27. Foramen ovale
28. Sulcus petrosus inferior
29. Foramen spinosum
30. Canalis caroticus
31. Canalis facialis
32. Austritt der Vena jugularis
33. Os occipitale, Pars basilaris
34. Os sphenoidale, Corpus
35. Opisthion

6.1 Aufbau der Schädelbasis

Abb. 6.2 Modelle der Schädelbasis.

Abb. 6.3 Richtung, in der das Foramen jugulare dekomprimiert werden kann.

6.2 Funktionsstörungen an der Schädelbasis

Die meisten Störungen an der Schädelbasis sind laut Sutherland ossär bedingt. Wir müssen uns klar machen, dass es sich bei dem Sphenobasilargelenk um eine Synchondrose und nicht um eine Symphyse handelt. Man geht davon aus, dass die hier stattfindenden Bewegungen meistens durch Scherkräfte initiiert sind. Handelt es sich um unharmonische Bewegungen, werden sie durch eine abnorme Weichteilspannung hervorgerufen, z.B. Duralmembranspannungen. Auch knöcherne Strukturen können ein solches Fehlmuster der Immobilität einer Sutur und dadurch eine Funktionsstörungen der Schädelbasis verursachen. Kommen eine oder mehrere Suturenstörungen ins Spiel, ergibt sich dadurch eine abnorme Spannung im Membransystem und damit eine Restriktion in der Schädelbasis.

Diagnostiziert man eine Funktionsstörung im craniosacralen System, so versucht man sie über craniale Techniken zu beseitigen. Gelingt es nicht oder ist die Besserung nur vorübergehend, so kann die Ursache außerhalb des cranialen Systems liegen. Beispielsweise können die unteren Extremitäten oder, was sehr häufig vorkommt, der Bauchraum mit seinen Organstörungen die Ursache sein. Eine abnorme Flüssigkeitsdynamik oder Metallunverträglichkeit im Zahnbereich können eine Störung an der Schädelbasis verursachen. Querdenken in diesen Fällen und das Hinzuziehen eines biologisch denkenden Zahnarztes mit Erfahrung in der Materialtestung sowie eines Klassischen Homöopathen zur Entgiftungstherapie ist heute unerlässlich.

6.3 Fehlstellungen des Sphenobasilargelenkes
(Abb. 6.4–6.5)

- ▷ Kompression
- ▷ Separation
- ▷ Lateral-Strain links/rechts
- ▷ Superior-vertical Strain
- ▷ Inferior-vertical Strain
- ▷ Seitneigung links konvex/rechts konvex
- ▷ Torsion links/rechts.

6.3 Fehlstellungen des Sphenobasilargelenkes

Abb. 6.4 Darstellung der **physiologischen Stellungen** des Sphenobasilargelenks.

Kapitel 6 Schädelbasis – Anatomie und Behandlung

A = Sphenoid Achse
B = Occiput Achse

Abb. 6.5
Darstellung der **physiologischen** Stellungen des Sphenobasilargelenks.

Die Abbildungen 6.6 bis 6.15 zeigen **Fehlstellungen** des Sphenobasilargelenks.

Kompression

Abb. 6.6
Kompression des Sphenobasilargelenks.

6.3 Fehlstellungen des Sphenobasilargelenkes

Kompression *(Abb. 6.6)*

Die Rückseite des Corpus sphenoidale und die Basis des Os occipitale sind komprimiert. Es handelt sich um die schwerstmögliche Störung.

Symptome
▷ ausgeprägte Stoffwechselstörungen
▷ schwere neuropsychiatrische Störungen: Autismus, Suizidneigung, Depressionen.

Separation *(Abb. 6.7)*

Hier besteht eine Vergrößerung des Gelenkspaltes. Sphenoid und Occiput entfernen sich voneinander.

Symptome
▷ vegetative Störungen
▷ psychische Instabilität
▷ wiederkehrende Restriktionen in benachbarten Suturen.

Abb. 6.7
Separation des Sphenobasilargelenks.

Kapitel 6 Schädelbasis – Anatomie und Behandlung

Lateral Strain *(Abb. 6.8–6.9)*

Der hintere Teil des Keilbeinkörpers ist in Beziehung zum Os occipitale nach lateral verschoben. Eine Verschiebung ist nach rechts und links möglich.

Abb. 6.8
Die Lateral-Verschiebungen des Sphenobasilargelenks nach rechts.

Abb. 6.9
Die Lateral-Verschiebungen des Sphenobasilargelenks nach links.

6.3 Fehlstellungen des Sphenobasilargelenkes

Symptome
- Migräne
- Sehstörungen
- Schwindel
- Lernstörungen
- psychische Störungen.

Superior-vertical Strain *(Abb. 6.10)*

Das Sphenoid führt eine Flexion, das Occiput eine Extension aus.

Abb. 6.10
Verschiebungen des Sphenobasilargelenks in der Senkrechten nach superior.

Inferior-vertical Strain *(Abb. 6.11)*

Das Sphenoid führt eine Extension, das Occiput die Flexion aus.

Symptome
- Kiefergelenksdysfunktion
- Hormonstörungen
- Migräne
- Sehstörungen
- starke psychische Veränderungen
- Allergien
- Sinusitiden
- Gleichgewichtsstörungen, Hörstörungen (sollen häufig beim superior-vertical Strain auftreten, da sich hier das Os temporale in Innenrotation befindet).

Abb. 6.11
Verschiebungen des Sphenobasilargelenks in der Senkrechten nach caudal.

caudale vertikale Verschiebung

Seitneigung links/rechts *(Abb. 6.12–6.13)*

Der Abstand vom Os sphenoidale zum Os occipitale ist an einer Seite der Synchondrosis sphenobasilaris vergrößert, während er auf der gegenüberliegenden Seite verringert ist.

Abb. 6.12
Fehlstellungen des Sphenobasilargelenks mit Seitneigung rechts.

Seitneigung mit Konvexität rechts

6.3 Fehlstellungen des Sphenobasilargelenkes

Seitneigung mit Konvexität links

Abb. 6.13
Fehlstellungen des Sphenobasilargelenks mit Seitneigung links.

Symptome
▷ Migräne
▷ Tinnitus
▷ Hormonstörungen
▷ psychische Veränderungen.

Torsion *(Abb. 6.14–6.15)*

Das Sphenoid und das Os occipitale rotieren entgegengesetzt um die von anterior nach posterior durch die Synchondrosis sphenobasilaris verlaufende Achse.

Symptome
▷ Skoliosen
▷ starke Kopfschmerzen
▷ Sinusitis
▷ Allergien
▷ Lernstörungen
▷ Legasthenie
▷ Muskel- und Nervenentzündungen.

Kapitel 6 Schädelbasis – Anatomie und Behandlung

Abb. 6.14
Torsionen des Sphenobasilargelenks nach links.

Torsion links

Abb. 6.15
Torsionen des Sphenobasilargelenks nach rechts.

Torsion rechts

6.3 Fehlstellungen des Sphenobasilargelenkes

Dekompression des Sphenobasilargelenks

Lagerung
▷ Patient liegt in Rückenlage.
▷ Therapeut sitzt am Kopfende der Liege.

Ausführung
Die beiden Kuppen von D1 nehmen Kontakt am großen Flügel des Sphenoids. D2–D5 sind locker auf dem Os occipitale platziert. Sie haben untereinander keinen Kontakt *(Abb. 6.16)*.

Mobimiento
Es kommt zu einer Traktion des Sphenobasilargelenks durch Anhebung des Sphenoids nach ventral. D2–D5 können die Lösung des Sphenobasilargelenks auch unterstützen und die Neuplatzierung des Os occipitale wahrnehmen.

Abb. 6.16 Technik zur Dekompression des Sphenobasilargelenks.

Merke

Es kommt zu einer Tiefenentspannung des Muskel-Skelett-Systems mit Regulierung der Liquorzirkulation und Atmung. Die intracranielle Durchblutung wird ebenfalls positiv beeinflusst, da die Entlastung der gesamten Schädelbasis zu einer Erweiterung der Gefäßlumina führt.

7 Der Hirnschädel – Anatomie und Behandlung

Der Schädel besteht aus 22 Knochen und den Gehörknöchelchen.

Paarig angeordnete Knochen
- Os temporale
- Os parietale
- Os zygomaticum
- Os nasale
- Os lacrimale
- Concha nasalis inferior
- Maxilla
- Os palatinum.

Unpaarig angeordnete Knochen
- Os frontale
- Os sphenoidale
- Os ethmoidale
- Vomer
- Mandibula
- Os occipitale.

Der horizontale Teil des Os frontale, das Os ethmoidale, das Sphenoid, die Pars petrosa der beiden Ossa temporalia und Basis des Occiput bilden die Schädelbasis.

Zwischen dem vorderen Teil des Occiput und dem hinteren Teil des Sphenoid liegt das Sphenobasilargelenk, das aus knorpelartigem Knochenmaterial besteht, also flexibel ist. Dieses Gelenk fängt die Flexionen und Extensionen der Schädelbasis auf. Hier entstehen auch die verschiedenen Restriktionen, von denen die Schwerwiegendsten die cranial-vertikalen und die caudal-vertikalen sind. Bei der cranial-vertikalen Restriktion kommt es zu einem Extensionsschädel, bei der caudal-vertikalen zu einem Flexionsschädel.

Ein sogenanntes „inneres Gelenk" wird durch die spinale Duralmembran gebildet. Sie ist innerhalb des Rückenmarkkanals relativ beweglich und überträgt die Bewegung zwischen Occiput und Sacrum auf die Knochen des Schädels und des übrigen Skelettsystems.

7.1 Os occipitale

Embryologie und Osteologie

Das Os occipitale beinhaltet das größte Foramen im Schädel, das Foramen magnum sowie eine Grube für die Medulla oblongata *(Abb. 7.1, 7.2)*.
Die Knochen des Schädels entstehen aus Knorpel. Das Os occipitale entwickelt sich aus vier Korpelteilen, aus einem Teil bildet sich die Squamosa, aus zwei weiteren Teilen entstehen die Condylen, und das Pars basilaris entsteht aus dem vierten Teil.

Abb. 7.1 Os occipitale (von außen).

Kapitel 7 Hirnschädel – Anatomie und Behandlung

Abb. 7.2
Os occipitale
(von innen).

Die Hinterhauptcondylen sind eine Besonderheit im craniosacralen System. Sie stellen die Verbindung zwischen Schädel und Wirbelsäule dar. Hier entsteht das sogenannte Kopfgelenk, dessen genaue Steuerungsmechanismen noch nicht ganz geklärt sind.

Viele Dysfunktionen der Hinterhauptcondylen haben deshalb schwerwiegende Folgen. Dabei ist es besonders zu bedenken, das bei der Geburt die Condylen des Hinterhauptes noch nicht vollständig verknöchert sind. Der Anteil von Knorpelmaterial ist noch sehr hoch. Diese anatomische Besonderheit ermöglicht eine gewisse Geschmeidigkeit. Erfolgt während der Geburt eine Hyperextension des Halses, können die Condylen nach vorne gedrückt werden, und es besteht die Möglichkeit einer Verformung bzw. Verkeilung mit den Gelenkflächen des Atlas.

7.1 Os occipitale

Hier ist die Gefahr groß, dass der sich selbst regulierende hydraulische Druck des cranialen Systems diese Läsion nicht eigenständig korrigieren kann. Erfolgt in diesem Falle keine craniale Behandlung, so kann diese Condylenkompression bestehen bleiben, mit Asymmetrien des Schädels und seinen Membranen als Folge. Es kommt zu Verformungen des Foramen magnums sowie der benachbarten Strukturen. Die Medulla oblongata, Hirnnerven, Gefäße, besonders die A. vertebralis und V. jugularis und die Meningen können dann betroffen sein. Durch Beeinträchtigung des N. petrosus ist dann eine Beeinträchtigung des Gehörs zu erwarten, entweder in Form von Schwerhörigkeit oder als Hyperakusis.

Verbindungen des Os occipitale

- Os sphenoidale
- Os parietale
- Os temporale
- Atlas.

Muskeln, die an dem Os occipitale ansetzen

- M. rectus capitis lateralis
- M. rectus capitis anterior
- M. longus capitis
- M. occipitofrontalis
- M. trapezius
- M. splenius capitis
- M. semispinalis capitis
- M. rectus capitis posterior minor und major
- M. obliquus capitis superior.

Beteiligte Hirnnerven und Hirnareale

- Hinterhauptlappen und Kleinhirn
- Medulla oblongata mit Atem- und Kreislaufzentrum
- Decussatio pyramidum
- 4. Ventrikel
- N. oculomotorius
- N. trochlearis
- N. trigeminus
- N. abducens
- N. facialis
- N. glossopharyngeus

- ▷ N. vagus
- ▷ N. accessorius
- ▷ N. hypoglossus
- ▷ Rami meningei der Aa. vertebrales
- ▷ Ramus meningeus, N. vagi für den Sinus transversus und die Falx cerebelli.

Bewegung aus osteopathischer Sicht

Im klassischen osteopathischen Modell kippt oder bewegt sich das Occiput in Flexion anterior und inferior. Während der Extension bewegt sich das Occiput nach posterior und superior. Die Bewegung findet im Sphenobasilargelenk statt (Synchondrosis sphenobasilaris). Dieses Bewegungsmuster ist von eminenter Bedeutung, denn hier artikuliert das Sphenoid mit dem Occiput. Das Zusammenspiel dieser beiden Knochen hat Einfluss auf das Bewegungsmuster des gesamten Körpers.

Besonderheiten

Das Os occipitale bildet das Foramen magnum und eine Grube für die Medulla oblongata. Zusammen mit dem Os sphenoidale bildet es das Sphenobasilargelenk. Die Verbindung zum Atlas wird als craniocervicaler Übergang beschrieben. Hier befindet sich die sogenannte Kopfgelenkkapsel. Die Funktion dieser anatomischen Struktur ist von besonderer Bedeutung bei der Behandlung des KISS-Syndroms. Wichtig ist auch die Verbindung zum Os temporale, da hier der Sitz des Foramen jugulare ist. Hier ist die Durchtrittsstelle der Hirnnerven IX, X, XI sowie der V. jugularis.

Fronto-occipitale Technik

Lagerung
- ▷ Patient liegt in Rückenlage.
- ▷ Therapeut steht am Kopfende der Liege an einer Ecke.

Ausführung
Die ganze Kopfhand hat Kontakt von cranial mit dem Occiput.
Die Fußhand liegt auf dem Os frontale von caudal und hat Kontakt mit den Thenaren *(Abb. 7.3)*.

Mobimiento
Der Therapeut kann einen Fluktuationsdruck ausüben.

7.1 Os occipitale

Abb. 7.3 Darstellung der Fronto-occipital-Technik.

Vorstellung
Man hat einen Luftballon zwischen beiden Händen und erzeugt unter Kontraktion und Distraktion des Ballons eine Extension mit imaginärer Retroflexion.

Wirkung
Auf die Hirnventrikel.
Abfluss des intracraniellen venösen Blutes über das Foramen jugulare.
Entspannung der Falx und des Tentorium cerebelli (Membrantechnik).

Technik zur Entspannung des Foramen magnum

Lagerung
▷ Patient liegt in Rückenlage.
▷ Therapeut sitzt am Kopfende des Patienten.

Ausführung
Das Occiput liegt in beiden Händen des Therapeuten. Die Fingerspitzen von D2–D5 liegen zwischen Occiput und Atlashinterbogen *(Abb. 7.4–7.5)*.

Kapitel 7 Hirnschädel – Anatomie und Behandlung

Dazu ist es wichtig, dass die Fingerspitzen durch Beugen auf die gleiche Höhe gebracht werden.

Abb. 7.4 Platzierung der Finger zur Entspannung des Foramen magnum.

Abb. 7.5 Platzierung der Finger zur Entspannung des Foramen magnum.

7.1 Os occipitale

Vorstellung
Drehen der Condylen um eine Querachse.

Wirkung
Hier wird unter anderem die hintere Occipital-Zisterne entleert, und es kommt zu einer Entspannung bzw. Entlastung des Foramen magnum.

Osteopathische Technik zur Entspannung der intracranialen Membranen mit besonderer Wirkung auf das Fulcrum

Lagerung
▷ Patient liegt in Rückenlage.
▷ Therapeut steht am Kopfende.

Ausführung
Der Therapeut hält beide Arme gestreckt. Er nimmt mit den Fingerkuppen D2–D5 beidseits Kontakt am Os occipitale. D1 liegt leicht an der Mandibula (Abb. 7.6).

Abb. 7.6 Technik zur Entspannung der intracranialen Membranen.

Kapitel 7 Hirnschädel – Anatomie und Behandlung

Wirkung

Beeinflussung des intracranialen Membransystems, Falx und Tentorium cerebelli. Diese Technik fördert den intracranialen venösen Rückfluss und entspannt das Muskel-Skelett-System. Es erfolgt eine Regulation der Atmung und eine Steuerung von Occiput und Sacrum. Über das viszerale System wird der N. vagus reguliert.

Kombinationstechnik für Os frontale und Os occipitale

Lagerung
▷ Patient liegt in Rückenlage.
▷ Therapeut sitzt seitlich am Kopfende der Liege.

Ausführung

Die Fußhand umfasst das Os occipitale, die Kopfhand liegt auf dem Os frontale (Abb. 7.7–7.8)

Sinnvoll ist es, sich erst auf die Bewegung eines Knochens zu konzentrieren. Hat man diese Bewegung aufgenommen, richtet man die Sinne auf den zweiten Knochen. Dann erfasst man das Zusammenspiel dieser beiden Knochen.

Es kommt zu einem Pumpmechanismus durch Extension und Flexion des Schädels. Dies macht möglicherweise die günstige Beeinflussung des Abflusses innerhalb der Ventrikel aus.

Abb. 7.7 Darstellung der Kombinationstechnik für das Os frontale und das Os occipitale.

Abb. 7.8 Darstellung der Kombinationstechnik für das Os frontale und das Os occipitale.

Diese Technik gilt als Alternative zum CV4-Griff, wenn dieser kontraindiziert ist. Allerdings werden hier alle vier Ventrikel beeinflusst, während bei der CV4-Technik der 4. Ventrikel spezifischer stimuliert wird.

7.2 Os frontale

Embryologie und Osteologie

Das Os frontale ist bei der Geburt zweigeteilt. Die Naht verknöchert zwischen dem 7. und 8. Lebensjahr. Nur etwa 10% der Menschen besitzen das ganze Leben eine offene Sutura metopica *(Abb. 7.9 a–c)*.
Der Knochen ist membranösen Ursprungs und besitzt zwei Ossifikationszentren.

Muskeln, die am Os frontale ansetzen:
▷ M. temporalis
▷ M. epicranius
▷ M. corrugator supercilii
▷ M. procerus
▷ M. orbicularis oculi.

Kapitel 7 Hirnschädel – Anatomie und Behandlung

Verbindungen des Os frontale

▷ Os sphenoidale
▷ Os parietale
▷ Os nasale
▷ Maxilla
▷ Os lacrimale
▷ Os zygomaticum.

Besonderheiten

Das Os frontale bildet das Dach der Orbita. Hier befinden sich die Stirnhöhlen und die Sutura metopica. Eine weitere Besonderheit ist es, dass es sich um einen unpaarigen Knochen handelt, osteopathisch wird er jedoch als paariger Knochen behandelt. Das erklärt sich durch die relativ große Beweglichkeit, die durch die Sutura metopica möglich ist. Im Alter von ca. sieben Jahren verknöchert die Sutura, was jedoch keinen Einfluss auf die vorhandene Beweglichkeit im osteopathischen Sinn hat.

Beteiligte Hirnnerven und Hirnareale

▷ Lobus frontalis
▷ N. supraorbitalis
▷ N. lacrimalis
▷ N. ethmoidalis anterior und posterior.

Abb. 7.9 a–c
Drei Ansichten des Os frontale.

7.2 Os frontale

Dekompression des Os frontale

Entwicklungsgeschichtlich handelt es sich bei dem Os frontale um einen zweigeteilten Knochen, der im Laufe der Entwicklung in der Mitte verknöchert ist. Auf diese Verknöcherungslinie bezieht sich die folgende Technik.

Lagerung
▷ Patient liegt in Rückenlage.
▷ Therapeut sitzt am Kopfende des Patienten.

Ausführung
D2 bis D5 liegen ca. 1 cm nach lateral von der Mittellinie des Os frontale entfernt. D2 liegt etwas unterhalb der Haargrenze. D2 bis D5 liegen aneinander *(Abb. 7.10)*.

Abb. 7.10 Durchführung der Technik zur Dekompression des Os frontale.

Mobimiento
Von medial aus bewegen sich die beiden Teile des Os frontale entgegengesetzt nach cranial und caudal, um dann während der Flexion nach lateral und während der Extension nach medial zu ziehen.

Indikationen
▷ Sinusitiden (direkte Wirkung auf die Stirnhöhlen)
▷ Entspannung der Falx cerebri.

Ein Teil der Falx cerebri verläuft über das Foramen caecum, die Crista frontalis und über die Ränder des Sulcus sinus sagittalis superior des Os frontale.

Kapitel 7 Hirnschädel – Anatomie und Behandlung

Abb. 7.11 Technik zur Traktion des Os frontale.

Abb. 7.12 Fingerplatzierung zur Anhebung des Os frontale.

Traktion des Os frontale

Lagerung
▷ Patient liegt in Rückenlage.
▷ Behandler sitzt am Kopfende des Patienten.

Ausführung
Die Thenaren beider Hände haben seitlichen Kontakt mit dem Os frontale. Die Finger D2–D5 sind ineinander verschränkt *(Abb. 7.11)*. Die Ellenbogen des Therapeuten sind auf die Liege gestützt. Die beiden Mittelhände und Finger bilden ein Quadrat mit dem Os frontale als unterer Seite.

Mobimiento
Das Os frontale wird imaginär nach ventral gehoben.
Es kommt zu einer Neigung nach cranial und caudal. Dabei werden die Suturen gelöst.

Anhebung des Os frontale

Lagerung
▷ Patient liegt in Rückenlage.
▷ Therapeut sitzt am Kopfende der Liege.

Ausführung
Die Kuppen von D4 werden in das Grübchen am lateralen Ende der Augenbraue platziert. D3 und D2 liegen auf dem Os frontale im Bereich der Medio-Pupillar-Linie. D1 liegt nahe der Sutura coronaria *(Abb. 7.12)*.

7.2 Os frontale

Die Anhebung erfolgt nur durch D4. Die anderen Finger nehmen nur leichten Kontakt.

Folgende Suturen werden mit dieser Technik gelöst:
Sutura coronaria, Sutura sphenosquamosa, Sutura frontonasalis, Sutura frontomaxillaris, Sutura frontolacrimalis, Sutura frontozygomatica. Indirekt wird die Sutura metopica beeinflusst.
Es ist eine der wichtigsten Grifftechniken zur Entlastung des Os sphenoidale.

10-Finger-Kontakt zur Anhebung des Os frontale

Lagerung
▷ Patient liegt in Rückenlage.
▷ Therapeut sitzt am Kopfende.

Ausführung
Beide Unterarme werden aufgelegt. Alle 10 Finger des Therapeuten liegen auf dem Os frontale. D5 nimmt Kontakt auf der Linia temporalis, die anderen Finger folgen nach medial. Beide Daumen überkreuzen sich *(Abb. 7.13)*.

Mobimiento
Der Therapeut nimmt die Bewegung und Spannung des Os frontale auf und versucht, eine harmonische Balance zu bekommen.

Abb. 7.13 10-Finger-Kontakt zur Anhebung des Os frontale.

Wirkung

Hier erfolgt über die Falx cerebri eine Entspannung im Muskel-Skelett-System. Strabismus, okuläre motorische Fehlfunktionen und Dysfunktionen der Sutura coronalis, frontonasalis und frontozygomatica werden hier behandelt. Gute Wirkung auf die Siebbeinzellen!

Technik zur Lösung der Sutura frontonasalis und frontomaxillaris

Lagerung
▷ Patient liegt in Rückenlage.
▷ Therapeut steht seitlich der Liege in Kopfhöhe.

Ausführung
Die Kopfhand umfasst das Os frontale und übt eine leichte Anhebung nach fronto-cranial aus.
Die Fußhand umfasst mit den Fingern D1 und D2 beide Ossa nasalia von lateral, während D4 intravokalen Kontakt mit dem Os zygomaticum nimmt und eine ventrale Anhebung bewirkt *(Abb. 7.14)*.

Wirkung
Entlastung des Os frontale, der Ossa nasalia. Dient zur Belüftung der Siebbeinzellen und Stirnhöhlen.

Abb. 7.14 Lösung der Sutura frontonasalis und frontomaxillaris.

7.3 Os temporale

Embryologie und Osteologie

Die Verknöcherung findet noch vor der 7. Woche nach der Befruchtung statt. Sie erfolgt aus 10 Zentren und ist bei der Geburt immer noch dreiteilig *(Abb. 7.15–7.16)*.
▷ Partes squamosae
▷ Partes petrosae
▷ Partes tympanicae.

Die Mastoidea ist bei der Geburt noch knorpelig und daher sehr verletzlich, was bei Zangengeburten immer zu berücksichtigen ist.
Hier liegt der Ansatz des M. sternocleidomastoideus.
Ca. sechs Monate nach der Geburt verknöchert das Mastoid. Durch Zug des Muskels beim Heben und Drehen des Kopfes des Säuglings formt sich das Mastoid. Erst nach fünf Jahren zeigt es seine endgültige Form.

Abb. 7.15
Ossa temporalia.

Kapitel 7 Hirnschädel – Anatomie und Behandlung

Abb. 7.16
Ossa temporalia.

An die Ossa temporalia heften folgende Muskeln
▷ M. sternocleidomastoideus
▷ M. temporalis
▷ M. longissimus capitis
▷ M. splenius capitis.

Man kann sagen, dass die Ossa temporalia das Gleichgewicht im Leben beeinflussen.

Verbindungen des Os temporale
▷ Os occipitale
▷ Os sphenoidale
▷ Os parietale
▷ Os zygomaticum
▷ Os mandibulare.

Besonderheiten

Als besonders wichtig sind hier die Kapsel des Kiefergelenks und der Sitz des Hör- und Gleichgewichtsorgans zu nennen. Das endolymphatische System zeigt eine Verbindung zu der Schädelflüssigkeit, und die Craniosacrale Therapie muss z.B. bei Schwindel ohne organische Ursache und auch beim Tinnitus als Mittel der Wahl angesehen werden.

An der Innenseite des Os temporale ist eine Befestigungsstelle des Tentorium cerebelli, dessen Spannungszunahme hier sofort das Foramen jugulare beeinträchtigt und somit die Durchblutungssituation des gesamten Schädels negativ beeinflusst. Der venöse Rückstrom verursacht heftige Turbulenzen, die den intracranialen Druck verändern können.

Ebenfalls scheint hier ein Steuerungsmechanismus des autonomen Herzrhythmus untergebracht zu sein, da viele funktionelle Herzprobleme sich von hier aus unmittelbar beeinflussen lassen. Möglicherweise ist der N. vagus für den eben beschriebenen Mechanismus verantwortlich.

Beteiligte Hirnnerven und Hirnareale

▷ Lobus temporalis
▷ Kleinhirn
▷ N. oculomotorius
▷ N. trochlearis
▷ N. trigeminus
▷ Ganglion trigemini
▷ N. abducens
▷ N. facialis
▷ N. intermedius
▷ Ganglion geniculi
▷ N. vestibulocochlearis
▷ N. glossopharyngeus
▷ N. vagus
▷ N. accessorius
▷ Nn. petrosi majores und minores
▷ Anteile des Parasympathicus.

Kapitel 7 Hirnschädel – Anatomie und Behandlung

Einseitige Ohrzugtechnik in Seitenlage

Lagerung
- Patient liegt in der Seitenlage (Kopf mit Nackenkissen unterstützen, Beinkeil zwischen die Unterschenkel legen).
- Therapeut steht seitlich dorsal vom Patient.

Ausführung
Die Kopfhand nimmt von dorsal mit D2–D5 Kontakt mit dem Os parietale, D1 liegt auf dem Occiput *(Abb. 7.17)*.
D1 und D2 der Fußhand umfassen die Ohrmuschel. Der Unterarm des Therapeuten ruht auf der Schulter des Patienten. Oft genügt die Atembewegung des Patienten, die auf den Unterarm des Therapeuten übertragen wird, zur Traktion.
Es ist darauf zu achten, dass die Suturae lamboidea und temporo-parietale frei sind.

Wirkung
Hier kommt es zu einer optimalen Entlastung der Sutura temporoparietale und temporo-occipitale mit Entlastung des Foramen jugulare.

Abb. 7.17 Die einseitige Ohrzugtechnik.

7.3 Os temporale

Ohrzug-Technik zur Behandlung des Os temporale

Lagerung
▷ Patient liegt in Rückenlage.
▷ Therapeut steht am Kopfende der Liege.

Ausführung
Die Unterarme des Therapeuten liegen auf der Liege, wobei die Handgelenke im Winkel von ca. 90 Grad parallel neben dem Kopf des Patienten liegen. Die beiden Daumenkuppen sind in die Ohrmuschel eingehängt und arbeiten mit ihrem Eigengewicht. D2 bis D5 umgreifen das Ohr von dorsal *(Abb. 7.18)*.

Mobimiento
Die Zugrichtung reicht von caudal über lateral nach cranial und dorsal.

Abb. 7.18 Darstellung der beidseitigen Ohrzugtechnik.

Wirkung
Dieser Griff wird von Upledger als bestbewährter Griff zur Behandlung von Autismus genannt.
Aufgrund der anatomischen Verhältnisse (Gleichgewichtsorgan) behandelt man mit dieser Technik erfolgreich Vertigo mit entsprechender Genese, Tinnitus, Durchblutungsstörungen des Ohrs, Lymphstau im endolymphatischen Bereich, rezidivierende Otitiden mediales (nicht in der akuten Phase), Kiefergelenksdysfunktionen, funktionelle Herzrhythmusstörungen.

Merke
Man vermutet hier eine noch nicht bekannte direkte nervale Efferenz zum Herzen. (Meiner Erfahrung nach entlarvt dieser Griff die „Craniosacral-Skeptiker", da hier häufig eine Tachykardie als Reaktion erfolgt.)

An dem Schädelmodell *(Abb. 7.19)* kann man sehr schön sehen, dass bei dieser Technik besonders die Falx cerebri und das Tentorium cerebelli entspannt werden. Das Tentorium führt lateral an der Sutura parietomastoidea entlang und ist unten am Warzenfortsatz des Os parietale befestigt.

Abb. 7.19 Die Ohrzugtechnik am Schädelmodell.

Technik für den Musculus sternocleidomastoideus

Lagerung
▷ Patient liegt in Rückenlage.
▷ Kopf wird leicht rotiert entgegengesetzt zu den zu behandelnden Muskeln in ca. 30 Grad Rotation, so dass der M. sternocleidomastoideus sich von der Spannung zeigt.

Ausführung
Therapeut sitzt am Kopfende der Liege. Die Kopfhand fasst mit den Fingerkuppen D3–D4 an den Mastoidbereich, während die Fußhand mit D1 am Muskelansatz Kontakt hat.
Die gebeugten Fingergelenke von D2 ruhen auf dem Sternum zur besseren Stabilisierung *(Abb. 7.20)*.

Mobimiento
Entspannung des M. sternocleidomastoideus mit Einfluss auf Dysfunktionen des Os temporale und der Sutura occipita-mastoidea. Außerdem wird die Mobilität der drei Halsfaszienschichten verbessert. Weiterhin verbessern sich die Mobilität und Durchblutung des Kopfes. Man findet diese Muskulatur oft verspannt bei cranio-mandibulären Störungen.

Abb. 7.20 Technik für den M. sternocleidomastoideus.

7.4 Os parietale

Embryologie und Osteologie

Die Ossa parietalia entwickeln sich aus einer membranösen Matrix. Jeder Knochen besitzt ein Ossifikationszentrum. Die Wachstumsrichtung geht vom Zentrum des Knochens in Zentrifugalrichtung. Dieses zentrifugale Muster ist ideal, weil es die langsame Schließung der Fontanellen und somit eine erhöhte Flexibilität des Schädels erlaubt. Die Knochennähte sind hier als Wachstumsfugen zu betrachten.

Die Ossa parietalia haben einen engen Kontakt zum Parietallappen, was wiederum ihre Wirkung auf die motorischen Areale erklärt. Wir beobachten bei der Behandlung die spezifische Wirkung auf die faszialen Strukturen der unteren Extremitäten und das Muskel-Skelett-System *(Abb. 7.21 a–c)*.

Verbindungen des Os parietale

▷ Os parietale (Gegenseite)
▷ Os frontale
▷ Os sphenoidale
▷ Os occipitale
▷ Os temporale.

Besonderheiten

Gerade diese beiden Knochen überlappen sich bei der Geburt und haben vorne durch ihre Verbindung zum Os frontale, das bei der Überlappung ebenfalls beteiligt ist, einen starken Bezug zum Membransystem. Besonderheiten bei der Palpation der Sutura sagittalis und coronaria lassen sich hier als Wülste tasten und geben einen Hinweis darauf, dass in diesem Bereich Restriktionen vorhanden sind. Findet man einen Epikanthus im Bereich der Sutura sagittalis, so deutet das auf eine zu frühe Verknöcherung dieser Sutur hin, was wiederum eine erhöhte Spannung im Bereich der Falx cerebri auslösen kann. Hier darf man sicherlich nicht die prophylaktischen Vitamin-D-Gaben bei Säuglingen außer Acht lassen. Bei kindlichen cerebralen Bewegungsstörungen muss bei der Craniosacralen Therapie besonderes Augenmerk auf diese beiden genannten Suturen gelegt werden.

Ein zweiter Punkt ist auffällig: Es ist häufig zu beobachten, dass die Patienten während einer Technik für das Os parietale eine Neigung haben, sich zu strecken, wobei diese Streckung zuerst an den unteren Extremitäten erfolgt. Eine Erklärung dafür kann die Akupunktur liefern, die hier die moto-

Abb. 7.21 a–c Os parietale.

7.4 Os parietale

rischen Zentren und Areale lokalisiert. Hier liegen wichtige Nadelungspunkte für Lähmungen.

Beteiligte Hirnareale
▷ Lobus parietalis.

Anhebung des Os parietale bei Säuglingen

Lagerung
▷ Therapeut steht am Kopfende der Liege.
▷ Säugling liegt in Rückenlage.

Ausführung
Die dritten Finger beider Hände werden ca. 1 cm über der höchsten Stelle des Ohres angesetzt.
In der gleichen Ebene, nur an der Sutura sagittalis ca. 1 cm nach lateral versetzt, haben die ersten Finger beider Hände Kontakt.
D2 und D4 können locker neben D3 platziert werden *(Abb. 7.22.*

Mobimiento
Das Os parietale wird auf beiden Seiten angehoben. Dabei wird es um eine gedachte Achse gedreht, die durch beide Ossa parietalia, mit frontalem Eintritt und dorsalem Austritt verläuft.

Abb. 7.22 Die Technik zur Anhebung des Os parietale, gezeigt an einem Säugling.

> **Merke**
>
> Wenn man sich die beiden Ossa parietalia als Hälften einer Kugel vorstellt, verlaufen die Achsen durch das Zentrum der jeweiligen Hälfte. Auf den gesamten Schädel bezogen, würden sie beim Os frontale eintreten und beim Os occipitale austreten.

Bei dieser Technik nun drehen sich die Ossa parietalia um die beschriebenen Achsen. D.h., wenn sich die beiden caudalen Anteile der Ossa parietalia aufeinander zu bewegen, entfernen sich die beiden cranialen Anteile voneinander, und die Sutura sagittalis wird geöffnet.
Bewegen sich die cranialen Anteile der Ossa parietalia aufeinander zu, öffnet man so die Sutura temporo-parietale.

> **Merke**
>
> Auf diese Technik lässt sich gerade bei der Behandlung von Neugeborenen nicht verzichten, da bei einem normalen Geburtsvorgang besonders die Ossa parietalia durch ihr Übereinanderlappen, bzw. Ineinanderverschieben an der Schädelverkleinerung beteiligt sind.
> Verkantungen werden gelöst. Es wird für Spielraum in den Suturen gesorgt und somit Raum für Sphenoid und Os occipitale geschaffen.

Lifting des Os parietale

Lagerung
▷ Patient liegt in Rückenlage.
▷ Therapeut sitzt am Kopfende der Liege.

Ausführung
Kontakt mit beiden Händen am Os parietale. Die zweiten bis vierten Finger liegen etwas oberhalb der unteren Begrenzung der Ossa parietalia, das ist ca. 1 cm oberhalb des Ohres. Die Sutura temporoparietale wird nicht berührt. Die beiden Daumen liegen etwas lateral von der Sutura sagittalis *(Abb. 7.23–7.24)*.

7.4 Os parietale

Mobimiento

Die Hand des Therapeuten nimmt insgesamt eine Normalstellung ein und geht mit dem Digitalkontakt achsengerecht in Extensions- und Flexionsstellung. Es wird beidseitig gearbeitet.
Achsenverlauf: Fronto-dorsal beidseits zentral durch das Os parietale.

Wirkung

auf das vertikale Membransystem vorwiegend oberhalb des Tentorium cerebelli. Funktion des Sinus sagittalis (venöse Durchblutung des Gehirns). Wiederaufnahme von Liquor ins Venensystem.

Abb. 7.23 Lifting des Os parietale am Erwachsenen.

Abb. 7.24 Lifting des Os parietale am Säugling.

> **Merke**
> Der Druck muss ganz vorsichtig gelöst werden, da sich sonst die Beschwerden verschlimmern können.

7.5 Os sphenoidale

Verbindungen des Os sphenoidale

- Os frontale
- Os ethmoidale
- Os temporale
- Os parietale
- Os zygomaticum
- Os palatinum
- Vomer.

Besonderheiten

Hier befindet sich in der Sella turcica die Hypophyse. Durch diesen Umstand lässt sich erklären, dass durch eine Restriktion des Os sphenoidale häufig eine hormonelle Funktionsstörung auftritt, (z.B. Menstruationsstörungen, Schilddrüsendysfunktionen, Allergien durch die Fehlsteuerung der Nebennieren). Durch den Sitz des Chiasma opticum kann es im Fall von Restriktionen zu Sehstörungen kommen. Hier befindet sich das Foramen ovale als Durchtrittsstelle für den Plexus venosus, den Nervus mandibularis und den Ramus meningeus accessorius und das Foramen rotundum. Durch dieses Foramen tritt der N. maxillaris und die V. emissaria v. Nühn.

Der Hamulus pterygoideus ist für den Therapeuten von besonderer Wichtigkeit, da es sich hier um eine Struktur handelt, die vom M. pterygoideus internus gut zu erreichen ist. Restriktionen in diesem Bereich haben eine außerordentliche Bedeutung bei allen Kiefergelenksdysfunktionen und sind die Hauptursache für Sphenoidfehlstellungen.

Sphenoidfehlstellungen

- Lateral-Strain links und rechts
- Flexions-Extensions-Stellung
- Kompressionsstellung

7.5 Os sphenoidale

▷ Distraktionsstellung
▷ Torsion
▷ vertikale Restriktion cranial/caudal
▷ Seitneigung mit linker bzw. rechter Konvexität.

Beteiligte Hirnnerven und Hirnareale

▷ Hypothalamus
▷ Broca-Sprachzentrum
▷ Geschmackszentrum
▷ 3. Ventrikel
▷ Schläfenlappen
▷ N. opticus
▷ N. oculomotorius
▷ N. trochlearis
▷ N. abducens
▷ N. ophthalmicus
▷ N. maxillaris
▷ N. mandibularis
▷ Ganglion pterygopalatinum
▷ Plexus carotis internus
▷ N. canalis pterygoidei.

Sphenoid-Technik

Lagerung
▷ Patient liegt in Rückenlage.
▷ Therapeut sitzt am Kopfende des Patienten.

Ausführung
Die zweiten und dritten Finger nehmen Kontakt mit dem Sphenoid (Abb. 7.25).
Der Druck sollte auf keinen Fall drei Gramm überschreiten, da der Patient das als sehr unangenehm bis schmerzhaft empfinden kann.
Der Griff wird beidseitig durchgeführt.

Abb. 7.25 Technik zur Behandlung des Sphenoids.

Ansatzpunkte: Therapeut schließt die Augen des Patienten mit D2 und D3. Mit der gleichen Fingerstellung fährt man ca. 2 cm über die lateralen Augenwinkel hinaus (Höhe zwischen Augenbraue und Lidspalte). So hat man Kontakt mit den großen Flügeln des Sphenoids.

Mobimiento
Lateral, cranial und caudal. Die Bewegung geht vorwiegend vom Sphenobasilargelenk aus.
Es kann auch eine Traktion erfolgen.

Über die Zentrierung des Os sphenoidale kommt es zu einer optimaleren Ausrichtung der Nebenhöhlen, damit zu einer besseren „Kühlung" der Hypophyse und letztlich zu einer intensiven Regulierung im Hormonhaushalt.
Die Hypophyse hat einen sehr hohen Stoffwechsel und braucht genau wie ein hochqualifizierter Rechner eine bestimmte Kühlung. Dazu dienen die Nasennebenhöhlen, zu denen ja auch die Siebbeinzellen und Keilbeinhöhlen gehören. Die durch sie hindurchströmende Luft übernimmt diese Aufgabe. Das ist einer der Gründe, dass es durch die Behandlung der Schädelknochen zu einer Regulierung im Hormonhaushalt kommen kann.

Da verschiedene Hirnnerven durch das Os sphenoidale verlaufen, kommt es zur Verbesserung des Sehens, des Hörens und des Gleichgewichts.

Sphenobasilargelenk-Technik

Lagerung
▷ Patient liegt in Rückenlage.
▷ Therapeut steht etwas seitlich am Kopfende der Liege.

Ausführung
Die Fußhand umfasst von lateral dorsal das Occiput.
Die Kopfhand hat mit D1 und D3 von dorsal Kontakt mit den großen Flügeln des Keilbeins.
Man versucht, die Stellung des Os sphenoidale zum Occiput zu analysieren und erhält so den Befund über das Sphenobasilargelenk *(Abb. 7.26–7.28)*.

7.5 Os sphenoidale

Abb. 7.26 Die Sphenobasilargelenk-Technik an einem Säugling.

Abb. 7.27 Die Sphenobasilargelenk-Technik am Modell.

Kapitel 7 Hirnschädel – Anatomie und Behandlung

Abb. 7.28 Die Sphenobasilargelenk-Technik an einem Erwachsenen.

Muskeln, die am Os sphenoidale verankert sind
▷ M. pterygoideus medialis
▷ M. pterygoideus lateralis
▷ M. temporalis
▷ M. tensor veli palatini
▷ M. constrictor pharyngis superior.

M. pterygoideus medialis

Dieser Muskel hat seinen Ursprung an der medialen Fläche des lateralen Keilbeinflügels, am Processus pyramidalis des Gaumenknochens und der Tuberositas maxillaris. Er ist mit dem unteren und hinteren Teil der medialen Fläche des Ramus und Angulus mandibulae verankert.

Der N. pterygoideus innerviert diesen Muskel. Er ist zusammen mit dem M. masseter für den Mundschluss zuständig.

Ein Hypertonus dieses Muskels hat Störungen des Systems zur Folge, wie z.B. Kiefergelenksblockaden und Zähneknirschen. Ein solcher Hypertonus kann beispielsweise durch Angst und/oder unterdrückte Aggressionen ausgelöst werden.

7.5 Os sphenoidale

> **Merke**
>
> Um das Symptom Zähneknirschen zu beseitigen, wird vom Kieferorthopäden oder Zahnarzt nicht selten eine sogenannte Beißschiene verordnet. Das Verständnis für das craniale System macht die Unsinnigkeit dieser Methode deutlich, da funktionelle Störungen so fixiert werden und zu Fehlfunktionen aller weiteren Anteile des cranialen Systems führen können.

M. pterygoideus lateralis

Dieser Muskel hat seinen Ursprung am unteren großen lateralen Keilbeinflügel an der Crista infratemporalis und am lateralen Keilbeinflügel. Er führt zum vorderen Teil des Unterkiefercondylus und zum Diskus des Kiefergelenkes. Dieser Muskel wird vom N. pterygoideus lateralis innerviert. Er ist für die Mundöffnung, die seitliche Bewegung und die Vorwärtsbewegung des Unterkiefers verantwortlich.

Ein Hypertonus dieses Muskels ist oft an akuten Funktionsstörungen des craniosacralen Systems beteiligt. Starke seelische Beanspruchung ist meist auch hier für den erhöhten Tonus verantwortlich.

Technik zur Entspannung des M. pterygoideus externus

Lagerung
- Patient liegt in Rückenlage.
- Therapeut steht seitlich am Kopfende der Liege.

Ausführung

D1 und D2 haben Kontakt an den beiden großen Flügeln des Os sphenoidale. D3 der Fußhand fährt auf der dem Therapeuten zugewandten oberen Zahnreihe bis zum letzten Zahn und kippt dann nach lateral. Die Handinnenfläche zeigt zum Therapeuten. Es ist darauf zu achten, dass der Mittelfinger eine Linie mit dem Unterarm bildet und im rechten Winkel zur Nase bleibt *(Abb. 7.29)*.

Kapitel 7 Hirnschädel – Anatomie und Behandlung

Abb. 7.29 Technik zur Entspannung des M. pterygoideus externus. Der Therapeut arbeitet mit der Fußhand intravokal.

8 Gesichtsschädel – anatomische Grundlagen und Behandlung

8.1 Os zygomaticum

Embryologie und Osteologie

Die Ossa zygomatica beginnen ihre Ossifikation in der 8. Woche nach der Befruchtung.

Eine membranöse Matrix und drei Zentren sind die Ausgangsbasis. Sie bilden die inferioren und lateralen Ränder der Augenhöhlen *(Abb. 8.1)*.

Das Os zygomaticum hat eine wichtige Verbindungsfunktion zwischen Viscero- und Neurocranium.

Knochen, die hier artikulieren
▷ Ossa temporalia
▷ Ossa sphenoidalia
▷ Ossa frontalia
▷ Maxilla.

Beteiligte Hirnnerven

▷ N. zygomaticus.

Abb. 8.1 Os zygomatikum.

Kapitel 8 Gesichtsschädel – Anatomie und Behandlung

Muskeln, die das Os zygomaticum beeinflussen
- M. masseter (oberflächliche und tiefe Fasergruppen)
- M. zygomaticus minor u. major
- M. orbicularis oculi
- M. levator labii superioris.

Besonderheiten

Dieser Knochen verbindet den Hirnschädel mit dem Gesichtsschädel.

Techniken zur Behandlung des Os zygomaticum

- Palpieren der Ossa zygomatica mit drei Fingern
- Zygomatica- u. Fahrradlenker-Technik, Entwirren
- Orale anteriore Dekompression, Entwirren
- Orale Zeigefingertechnik am Os zygomaticum und Os nasale
- Asymmetrische Lösung der Frontalnaht.

Fast alle Zygomatik-Techniken beeinflussen günstig die Nebenhöhlen.

Abb. 8.2 Der Fahrradlenker-Griff zur Dekompression des Os zygomaticum.

Fahrradlenker-Griff

Lagerung
- Patient liegt in Rückenlage.
- Therapeut sitzt am Kopfende des Patienten.

Ausführung

Die zweiten bis vierten Finger (nach Größe evtl. auch D5) liegen auf dem Os zygomaticum.

Die Daumen schmiegen sich an D2, als hätte man einen winzig kleinen Fahrradlenker zwischen den Fingern (Abb. 8.2).

Ansatzpunkt für D2: Gedachte Mittellinie durch das Auge. D2 setzt an dieser Linie auf dem Os zygomaticum an, die übrigen Finger folgen.

8.1 Os zygomaticum

Der Griff wird beidseitig durchgeführt. Die Handgelenke sind dabei aufgerichtet.

Mobimiento
Das Jochbein dreht sich um seine Achse nach außen.
Es löst seine drei Gelenke vom Os occipitale, Os temporale und Os maxillaris.

Achsenverlauf
Die Achse verläuft diagonal etwas unterhalb der Glabella bis zum Unterkieferwinkel.

Merke
Das Os zygomaticum wird mit sechs Techniken behandelt, von denen vier außen und zwei intravokal erfolgen (intravokal = von der Mundhöhle aus). Die intravokalen Techniken sind dem Anfänger nicht zu empfehlen, da hier sehr viel Erfahrung und Präzision verlangt wird.

Zygomaticum-Technik

Lagerung
▷ Patient liegt in Rückenlage.
▷ Therapeut sitzt am Kopfende des Patienten.

Ausführung
Zweiter bis vierter, evtl. fünfter Finger liegen auf dem Os zygomaticum (s. Fahrradlenkergriff, S. 122). Die Daumen arbeiten nicht mit, können sich aber zur besseren Stabilisierung des Griffes nach Bedarf berühren *(Abb. 8.3)*.

Mobimiento
Bei dieser Technik ist die caudale bzw. craniale Bewegung des Os zygomaticum vordergründig.

Abb. 8.3 Darstellung der Zygomaticum-Technik. Beachte die Fingerplatzierung am Schädelmodell.

Ich setze diese Technik häufig bei unruhigen Patienten zuerst ein und habe damit gute Erfahrungen gemacht. Patienten, die Ruhe gar nicht zulassen können, werden unter dieser Technik in der Regel viel entspannter, und der Therapeut kann seine Arbeit effektiver gestalten.

Intravokal-Technik für das Os zygomaticum

Lagerung
▷ Patient liegt in Rückenlage.
▷ Therapeut steht seitlich am Kopfende des Patienten.

Ausführung
Die Kopfhand fixiert das Os frontale. D2 der Fußhand bewegt sich neben der oberen Zahnreihe bis zum Kontakt mit dem Os zygomaticum. Es wird auf der dem Therapeuten zugewandten Seite gearbeitet. Das Os zygomaticum wird vom ersten und zweiten Finger fixiert, wobei D2 intravocal liegt *(Abb. 8.4)*.
Zuerst wird der Kontakt intravokal vorgenommen und exakt platziert. Erst dann wird D1 genau positioniert. Es folgt eine minimale Traktion des Os zygomaticum nach ventral. Erst dann können die einzelnen Suturen gelöst werden und eine Bewegung nach cranial, caudal und lateral erfolgen.

Abb. 8.4 Intravokal-Technik zur Behandlung des Os zygomaticum.

8.2 Os ethmoidale

Embryologie und Osteologie

Das Os ethmoidale entwickelt sich ab der 12. Woche aus zwei winzigen Ossifikationszentren. Bei der Geburt besteht es halb aus Membran und halb aus Knochen, was während des Geburtsvorgangs Verformung und Kompression ermöglicht. Die Verknöcherung der Lamina perpendicularis und der Crista galli geht von einem Zentrum im Knorpelgewebe des Vomer aus und ist nach dem ersten Lebensjahr abgeschlossen *(Abb. 8.5)*. Die Bildung der Luftzellen, die eine Honigwabenform zeigen, beginnen sich vom 4. Lebensjahr an zu entwickeln. Zu diesem Zeitpunkt beginnt das Os ethmoidale, seine entgültige Form zu nehmen. Die Siebbeinzellen und andere Nebenhöhlen der Nase müssen in der Osteopathie besonders beachtet werden. Durch die Siebbeinplatten (Lamina cribosa) besteht eine Verbindung zu den anderen Nebenhöhlen. So wird der Schädel vom Os frontale bis zum Os sphenoidale von Lufthöhlen durchzogen. Die Crista galli, die ihre besonders zugespitzte Form durch die anteriore und superiore Spannung der sichelförmigen Falx cerebri bekommt, kann bei einer Dysfunktion die Arbeit der Siebbeinzellen beeinträchtigen.

Verbindungen des Os ethmoidale

▷ Os sphenoidale
▷ Vomer
▷ Os frontale
▷ Os nasale
▷ Maxilla
▷ Os palatinum
▷ Os lacrimale
▷ Cartilago septum nasi
▷ Concha nasalis inferior.

Besonderheiten

Das Siebbein bildet die Crista galli, die der Ansatzpunkt der Falx cerebri im frontalen Bereich ist. Erhöhte Spannungen im Membransystem bringen dieses sensible Knochenteil sehr schnell in eine Fehlfunktion. Diese Störung setzt sich dann direkt auf das Os sphenoidale fort.

Abb. 8.5 Os ethmoidale.

Das Os ethmoidale wird indirekt über Techniken für andere Knochenstrukturen mit behandelt, z.B. über die Maxilla oder über das Os frontale und Os sphenoidale.

Beteiligte Hirnnerven

▷ N. olfactorius
▷ N. trigeminus.

8.3 Os vomer

Embryologie und Osteologie

Das Os vomer setzt sich aus zwei hauchdünnen Knochenscheiben zusammen. Die Verknöcherung beginnt mit einem Zentrum in jeder Scheibe und ist nach der Pubertät abgeschlossen *(Abb. 8.6)*.
Die frühe biegsame Struktur lässt Stürze bei Kleinkindern zu, ohne dass es zu größeren Verletzungen kommt.

Abb. 8.6 Os vomer.

Verbindungen des Os vomer

▷ Os sphenoidale
▷ Os ethmoidale
▷ Maxilla
▷ Os palatinum
▷ Cartilago septum nasi.

Besonderheiten

Durch die enge Verbindung zum Os sphenoidale kann es durch einen Lateral-Strain des Os sphenoidale über das Vomer zu einer Verschiebung des Nasenseptums kommen. Durch eine Behandlung des Vomer kann man über die Siebbeinzellen und das Os sphenoidale die Hypophyse sehr gezielt stimulieren.
Ein häufig auftretendes Fehlmuster ist z.B. die Verkeilung des Os vomer mit dem Os sphenoidale. Dadurch werden Allergien ausgelöst, was durch die Beeinflussung der Hypophyse zu erklären ist.

8.3 Os vomer

Vomer-Technik

Lagerung
▷ Patient liegt in Rückenlage.
▷ Therapeut steht lateral vom Patienten.

Ausführung
Die Finger D1 und D3 der Kopfhand greifen über das Os frontale, ohne es zu berühren und haben Kontakt an beiden Flächen der Keilbeinflügel.
D1 der Fußhand liegt auf der Naht der Maxilla bis zur Übergangsstelle zum weichen Gaumen und nimmt so Einfluss auf das Os vomer *(Abb. 8.7a, b)*.

Abb. 8.7a Vomer-Technik.

Abb. 8.7b Vomer-Technik.

8.4 Os lacrimale

Es fügt sich als kleiner Deckknochen an der Grenze der Orbita zur Gesichtsfläche zwischen Os frontale, Os ethmoidale und Maxilla ein *(Abb. 8.8a)*.

An der Oberfläche trennt eine vertikale Leiste, die Crista lacrimalis posterior den schmalen Gesichtsteil von breiten Orbitalteil.

Sie begrenzt gemeinsam mit einer entsprechenden Crista lacrimalis anterior an der Maxilla den Sulcus lacrimalis und die Fossa sacci lacrimalis für Tränensack und Tränen-Nasengang.

Der Hamulus lacrimalis umfasst den Tränensack von lateral und ventral.

Abb. 8.8a Sitz des Os lacrimale am Schädel.

Verbindungen des Os lacrimale
▷ Maxilla
▷ Os ethmoidale
▷ Os frontale
▷ Concha nasalis inferior.

Besonderheiten
Die Ossa lacrimalia bilden den Tränenkanal. Sie müssen ebenfalls dem Druck einer Brille standhalten. Hier kann die Ursache für trockene oder tränende Augen liegen sowie für trockene Nasenschleimhäute.

Technik zur Behandlung des Os lacrimale

Lagerung
▷ Patient liegt in Rückenlage.
▷ Therapeut steht seitlich am Kopfteil der Liege.

8.5 Ossa nasalia und Concha nasalis inferior

Abb. 8.8b Platzierung der Finger während der Behandlung des Os lacrimale.

Ausführung

Die Kopfhand umfasst mit allen Fingern das Os frontale.
D1 der Fußhand nimmt Kontakt mit dem Os lacrimale, D2 bis D5 liegen an der Wange des Patienten *(Abb. 8.8b)*.
Durch leichten Kontakt mit dem Os lacrimale versucht der Therapeut die Mobilität des Knochens zu erfassen. Die Bewegungsachse des Os lacrimale verläuft von cranial nach caudal. Die physiologische Extensions-Flexionsbewegung macht man sich zunutze, um die Beweglichkeit zu akzentuieren, d.h. dass die Bewegung im Verlauf der Achse unterstützt wird, um Restriktionen auszugleichen.

8.5 Ossa nasalia und Concha nasalis inferior

Das Os nasale besteht aus zwei langgezogenen viereckigen Knochen, die man als Deckknochen im oberen Teil des Nasenrückens findet. In der Mitte verläuft die Sutura internasalis. Oben artikuliert das Os nasale mit dem Os frontale, bilden dort die Sutura frontonasalis. Seitlich bildet es mit dem Stirnfortsatz des Os maxillaris die Sutura nasomaxillaris. Der freie unter Rand beteiligt sich an der Umrundung der knöchernen vorderen Nasenöffnung, der Apertura piriformis.

Abb. 8.9 Ossa nasalia.

An der unteren Fläche des Nasenbeins, dem Sulcus ethmoidalis, verläuft der Nervus ethmoidalis anterior. Am Ende des Sulcus können Nerven und Gefäßäste durch das Foramen nasalis zu Haut und Nasenrücken austreten. Deshalb ist bei Brillenträgern der Knochen häufig die Ursache für Kopfschmerzen *(Abb. 8.9)*.

Verbindungen des Os nasale

▷ Os frontale
▷ Os ethmoidale
▷ Maxilla
▷ Os nasale (Gegenseite).

Besonderheiten

Irgendwann einmal müssen diese Knochen bei fast allen Menschen dem Druck einer Brille standhalten. Es ist interessant zu beobachten, dass bei Restriktionen der Mensch hier ganz automatisch versucht, eine Korrektur herbeizuführen: Er nimmt die Brille ab, fasst mit Daumen und Zeigefinger die beiden Knochenteile und reibt sie.

Verbindungen der Concha nasalis inferior

▷ Os lacrimale
▷ Maxilla
▷ Os ethmoidale.

8.5 Ossa nasalia und Concha nasalis inferior

Öffnung der Ossa nasalia

Lagerung
▷ Patient liegt in Rückenlage.
▷ Therapeut sitzt am Kopfende.

Ausführung
Eine Hand umfasst von lateral das Os frontale, der Daumen der anderen Hand hat von cranial Kontakt auf den Ossa nasalia *(Abb. 8.10)*.

Mobimiento
Durch leichte Druckbewegung nach dorsal-caudal kommt es zur Öffnung der Ossa nasalia.

Abb. 8.10 Technik zur Öffnung der Ossa nasalia.

Fingertechnik zur Dekompression der Ossa nasalia

Lagerung
▷ Patient liegt in Rückenlage.
▷ Therapeut sitzt am Kopfende.

Kapitel 8 Gesichtsschädel – Anatomie und Behandlung

Abb. 8.11 Die Fingertechnik zur Dekompression der Ossa nasalia.

Ausführung
Eine Hand fixiert das Os frontale von lateral. Mit D1 und D2 der anderen Hand wird an den Ossa nasalia von cranial Kontakt genommen. Dabei dient die Hand am Os frontale als Unterlage *(Abb. 8.11)*.

Mobimiento
Durch eine nach caudal ausgeführte Bewegung der Ossa nasalia wird die Sutura fronto-nasalis geöffnet. Bei einer Lateral-Bewegung in beide Richtungen löst man die Sutura maxillo-nasalis.

Merke
Mit dieser Technik wird Druck vom Os vomer und von den Siebbeinzellen genommen. Dadurch kommt es zu einer Optimierung der Nasennebenhöhlenbelüftung. Häufig erfolgt reflektorisch eine Entleerung der Nasennebenhöhlen.

8.6 Maxilla

Embryologie und Osteologie

Die Entwicklung des Oberkiefers beginnt in der 7. Woche nach der Befruchtung. Sie beginnt aus vier Ossifikationszentren aus einer membranösen Matrix. Ab dem 4. Monat bilden sich die maxillären Lufthöhlen (s. Kapitel Os ethmoidale, S. 70).

Die Maxilla artikuliert mit neun Knochen und über die Zähne mit der Mandibula. Auch die Zunge spielt eine wichtige Rolle. Auch wenn sie nicht als Muskel an der Maxilla ansetzt, so wird sie doch gegen den harten Gaumen gepresst und beeinflusst die dynamische Form des Gaumendaches und das lymphatische System *(Abb. 8.12–8.13)*.

Elf Muskelgruppen heften an die Maxilla. Für die craniosacralen Techniken sind drei besonders wichtig:
▷ M. pterygoidei mediale
▷ M. masseter
▷ M. buccinator.

Verbindungen der Maxilla

▷ Os frontale
▷ Os ethmoidale

Abb. 8.12 Maxilla.

Abb. 8.13 Maxilla.

- Os zygomaticum
- Os lacrimale
- Os palatinum
- Os nasale
- Vomer
- Maxilla (Gegenseite), Concha nasalis inferior.

Beteiligte Hirnnerven

- N. maxillaris
- N. infraorbitalis
- Nn. alveolares superiores
- N. palatinus major.

Besonderheiten

Sehr viele Störungen treten dann auf, wenn die Ober- oder Unterkieferfehlstellungen von Kindern kieferorthopädisch mit festen Klammern behandelt werden. Hier habe ich als Folge intermittierendes Fieber, Rücken- und Knieschmerzen, Tics und Störungen der Sensomotorik bemerkt. Das Gleiche findet man natürlich auch bei erwachsenen Patienten, die entweder Brücken oder anderen relativ unbeweglichen Zahnersatz bzw. die schon erwähnten festen Klammern bekommen haben.

Der Bionator ist aus craniosacraltherapeutischer Sicht in jedem Fall den festen Klammern vorzuziehen, da seine Wirkung in einer Veränderung der Zungenfunktion besteht und so eine bessere Platzierung der Zähne und eine Korrektur des Gaumens unterstützt.

Der Bionator besteht aus zwei Drahtbügeln, die durch eine Kunststoffplatte zusammengehalten werden. Als kieferorthopädisches Hilfsmittel nimmt er Einfluss

Abb. 8.14 Bionatorenmodelle.

auf Lippen- und Zungenfunktion, Speichelfluss und Stoffwechsel. Er übt dabei keinerlei Druck oder Zwang aus, sondern schafft über die Regulierung des Stoffwechsels einen funktionsfähigen Mundinnenraum *(Abb. 8.14)*.

Oberkiefertechnik

Lagerung
▷ Patient liegt in Rückenlage.
▷ Therapeut sitzt am Kopfende der Liege.

Ausführung
D3 der linken Hand liegt auf der oberen linken Zahnreihe des Patienten. D3 der rechten Hand liegt auf der rechten Zahnreihe. Die Fingerkuppen reichen bis an die Weisheitszähne.
Mit den Zeigefingern den Unterkiefer stützen, um ein eventuelles Zubeißen zu verhindern *(Abb. 8.15–8.16)*.

Mobimiento
Es kommt zu einer Caudal- und Cranialbewegung des Oberkiefers. Im weiteren Verlauf der Behandlung bewegt sich der Oberkiefer nach ventral und dorsal.
Diese Bewegungsmuster findet man häufig auch bei Kiefergelenksblockaden.
Entwicklungsgeschichtlich handelt es sich beim Oberkiefer um einen zweigeteilten Knochen.

Abb. 8.15
Graphische Darstellung des Oberkiefers während Flexion und Extension.

Kapitel 8 Gesichtsschädel – Anatomie und Behandlung

Abb. 8.16 Die Technik zur Behandlung des Oberkiefers.

Dekompression des Oberkiefers

Lagerung
▷ Patient liegt in Rückenlage.
▷ Therapeut sitzt am Kopfende des Patienten.

Ausführung
Die Ellenbogen des Therapeuten sind auf die Liege gestützt.
D1 und D2 beider Hände fassen beide Schneidezähne ohne jeden Druck *(Abb. 8.17–8.18)*.

Mobimiento
Es erfolgt ein minimaler Zug nach caudal.
Hauptwirkung ist die Entspannung der Falx cerebri, es erfolgt aber auch eine Dekompression der beiden Oberkieferknochen. Es besteht auch eine Wirkung auf das Vomer und das Siebbein.

8.6 Maxilla

Abb. 8.17 Graphische Darstellung des Oberkiefers und des Os sphenoidale.

Abb. 8.18 Dekompression des Oberkiefers.

Kapitel 8 Gesichtsschädel – Anatomie und Behandlung

Oberkiefertechnik extern

Lagerung
▷ Patient liegt in Rückenlage.
▷ Therapeut sitzt am Kopfende der Liege.

Ausführung
D2–D5 nehmen lateral der Nasenflügel Kontakt am Oberkiefer entlang der Nasolabialfalte *(Abb. 8.19)*.

Mobimiento
Die Bewegung erfolgt nach lateral-caudal.

Abb. 8.19 Externe Oberkiefertechnik.

8.7 Os palatinum

Embryologie und Osteologie

Das Os palatinum entwickelt sich sieben Wochen nach Befruchtung aus einer membranösen Matrix. Die Verknöcherung entsteht aus einem einzigen Zentrum.

Zu beachten ist die besondere Form und Lage im hinteren Gaumenbereich. Hier wird auch der Würgereflex ausgelöst *(Abb. 8.20)*.

Abb. 8.20 Os palatinum, Gaumenbein, dorsal.

8.7 Os palatinum

Muskeln, die an die Ossa palatina heften:
- M. pterygoidei medialis
- M. levator veli palatini
- M. tensor veli palatini (reicht bis zum Hamulus)
- M. palatopharyngeus
- M. ovulae
- M. palatoglossus.

Diese Muskelgruppen betreffen auch das Arbeitsfeld der Logopäden.

> **Merke**
> Die Behandlung am Os palatinum kann für den Patienten starke emotionelle Gefühle (Würgereflex) hervorrufen. Hier wird besondere Sensibilität des Therapeuten verlangt.

Verbindungen des Os palatinum
- Maxilla
- Os sphenoidale
- Vomer
- Os ethmoidale

Beteiligte Hirnnerven und Hirnareale
- N. palatinus major
- Nn. palatini minores
- N. nasopalatinus
- Ramus pharyngeus maxillaris
- Ganglion pterygopalatinum (parasymphatisch).

Besonderheiten

Wie bei allen intravokalen Techniken, müssen wir den Patienten vorher darüber unterrichten und nach seinem Einverständnis fragen. Patienten, bei denen sich anamestisch eine psychische Traumatisierung ermitteln ließ, sollten erst mit diesen Techniken behandelt werden, wenn sich bereits ein Vertrauensverhältnis zum Therapeuten aufgebaut hat und schon mehrere craniosacrale Behandlungen durchgeführt wurden.

Kapitel 8 Gesichtsschädel – Anatomie und Behandlung

Stimulation des Ganglion pterygopalatinum

Lagerung
▷ Patient liegt in Seitenlage.
▷ Therapeut steht seitlich am Kopfende der Liege.

Ausführung
Die Kopfhand liegt auf dem Os parietale, die Fingerspitzen zeigen nach ventral. D1 ist soweit abgespreizt, dass er auf dem Os occipitale liegt *(Abb. 8.21)*.
D2, D3 und D4 der Fußhand umschließen den Unterkiefer, dabei liegt D2 oberhalb des Kinns, die anderen Finger darunter. D1 liegt unterhalb des Os zygomaticum auf dem Oberkiefer.
Es kommt zu einer Entlastung des Nervus trigeminus. Die Hauptwirkung entfaltet sich über das Ganglion pterygopalatinum. Da dieses Ganglion die gesamte Mundschleimhaut versorgt, kommt es zu vermehrtem Speichelfluss sowie zu einer Augen- und Nasenschleimhautbefeuchtung. Es ist ein bewährter Griff bei der Tinnitusbehandlung.

Abb. 8.21 Durchführung der Technik zur Stimulation des Ganglion pterygopalatinum.

8.8 Mandibula

Embryologie und Osteologie

Beschreibt man den Unterkiefer, muss man die besondere Entwicklung dieses Knochens bedenken. Vier Wochen nach der Befruchtung besitzt der Fötus drei

8.8 Mandibula

perfekt funktionierende Kiemenschlitze. Der oberste Kiemenschlitz beginnt sich zu verändern, und die Mandibula entsteht. Es handelt sich genetisch bei der Mandibula also um eine Kieme. Kiemen zeigen Pulsationen! Aus dieser embryologischen Information lässt sich also die Bewegung erklären, die man bei der cranialen Arbeit wahrnehmen kann.

Die Alveolarkante und der Corpus mandibulae entwickeln sich aus Knorpel, der Ramus dagegen aus membranösem Gewebe *(Abb. 8.22–8.23)*.

Bei der Geburt ist der Unterkiefer noch zweigeteilt und wird durch die Symphysis mentalis zusammen gehalten.

Unterkiefer und Clavicula sind aufgrund ihrer muskulären Zusammenhänge wichtige Strukturen für das Saugen.

Die Mandibula entwickelt sich zum größten und stärksten Knochen des visceralen Craniums. Hier befinden sich die Alveolarhöhlen für die Zähne sowie die Gelenktasche für das Temporomandibulargelenk. Wichtig ist auch der Kontakt zwischen Mandibula und Oberkiefer über die Zähne. Im Ober- wie auch im Unterkiefer finden sich oft starke Spannungen, was sich durch Zusammenbeißen oder Knirschen der Zähne bemerkbar machen kann.

Abb. 8.22 Mandibula.

Abb. 8.23 Mandibula.

Verbindungen der Mandibula

▷ Os temporale.

Beteiligte Hirnnerven

▷ N. alveolaris inferior
▷ N. mentalis
▷ N. mylohyoideus
▷ N. masseter.

Technik zur Entspannung des Unterkiefers

Lagerung
▷ Patient liegt in Rückenlage.
▷ Therapeut sitzt am Kopfende der Liege.

Ausführung
Mit den Fingern D2–D5 nimmt man außen Kontakt mit dem Unterkiefer. Der Griff wird beidhändig durchgeführt *(Abb. 8.24)*.

> **Merke**
>
> Diese Technik ist eine Abwandlung des intravokalen Griffs und bei den Patienten zweckmäßig, bei denen eine intravokale Mundbehandlung aufgrund einer starken Traumatisierung eine zu große Belastung wäre. Es hat sich in diesen Fällen als sinnvoll erwiesen, die intravokale Methode erst zu einem späteren Zeitpunkt vorzunehmen.

Abb. 8.24 Die Entspannung des Unterkiefers von außen.

8.8 Mandibula

Dekompression des Unterkiefers

Lagerung
▷ Patient liegt in Rückenlage.
▷ Therapeut sitzt am Kopfende der Liege.

Ausführung
Die Thenaren nehmen unterhalb des Kiefergelenks Kontakt mit dem Unterkiefer. Es erfolgt eine Traktion nach caudal-ventral und nach caudal-dorsal *(Abb. 8.25)*.

> **Merke**
>
> Psychische Traumen werden vorwiegend als Restriktionen im Unterkieferbereich gespeichert. Auch das nächtliche Zähneknirschen oder Zahneindrücke an den Zungenrändern sind oft darauf zurückzuführen. Mit dieser Technik lässt sich eine Entspannung des Mundbodens, des Kieferbereichs und des Zungenbeins erreichen.
>
> Vor jeder Behandlung des Os temporale sollte diese Technik durchgeführt werden, auch wenn eine Kiefergelenksproblematik besteht. Vermehrte Spannungszustände deuten immer auf Stress hin, die Mm. masseteres und temporales sind Indikatoren dafür.

Abb. 8.25 Dekompression des Unterkiefers.

Kapitel 8 Gesichtsschädel – Anatomie und Behandlung

Externe Unterkiefertechnik

Lagerung
▷ Patient liegt in Rückenlage.
▷ Therapeut sitzt am Kopfende der Liege.

Ausführung
Die zweiten bis fünften Finger nehmen von außen Unterkieferkontakt, wobei zwischen den beiden Zeigefinger des Therapeuten ein Abstand von 3 bis 5 cm sein sollte.
Es wird eine Bewegung nach ventral und dorsal ausgeführt *(Abb. 8.26)*.

> **Merke**
>
> Diese Technik wird hauptsächlich in den Fällen durchgeführt, bei denen eine Traumatisierung des Patienten einen intravocalen Unterkieferkontakt nicht sofort zulässt. Die Zunge und der Mundboden werden sehr gut entspannt.

Abb. 8.26 Externe Unterkiefertechnik.

Intravocale Unterkiefertechnik

Lagerung
▷ Patient liegt in Rückenlage.
▷ Therapeut steht seitlich vom Patienten und arbeitet aus caudaler Richtung.

Ausführung
Die beiden Daumen liegen auf den unteren Zahnreihen. Die Zeigefinger schmiegen sich von außen an den Unterkieferknochen.
D3–D5 beider Hände haben von caudal Kontakt mit dem Os mandibularis *(Abb. 8.27)*.

8.8 Mandibula

Abb. 8.27 Intravocale Arbeit am Unterkiefer.

Mobimiento
Das Bewegungsmuster der Mandibula folgt einer Traktion nach ventral und dorsal. Die Lateralbewegung schließt dann mit einer Caudal- und Cranialbewegung ab.

Technik zur Lösung von Restriktionen am Temporo-mandibular-Gelenk und Zungenboden

Lagerung:
▷ Patient liegt in Rückenlage, den Kopf ca. 30 Grad nach rechts gedreht bei der Behandlung des linken M.digastricus und umgekehrt.
▷ Therapeut sitzt am Kopfende.

Ausführung
Der Therapeut orientiert sich an Processus mastoideus und Protuberantia mentalis oder Kinn Richtung Spinae mentalis *(Abb. 8.28)*.

Wirkung
Durch Kontakt der beiden Punkte, Ursprung und Ansatz des M. digastricus erzeugt der Therapeut eine Entspannung des Zungenbodens, des M. sternocleidomastoideus und ventraler Muskelgruppen. Dysfunktionen der Zunge und des

Abb. 8.28 Technik zur Lösung von Restriktionen am Temporo-mandibular-Gelenk und Zungenboden.

Zungenbodens, des Os hyoideum werden reguliert. Es erfolgt eine Wirkung auf den IX. Hirnnerv.

Drei-Punkte-Kontakt zur Behandlung des M. digastricus und Os hyoideum

Lagerung
▷ Patient liegt in Rückenlage. Zur Behandlung der rechten Seite wird der Kopf 30 Grad nach rechts gedreht. (Die linke Seite entsprechend umgekehrt.)
▷ Der Therapeut sitzt am Kopfende.

Ausführung
Die Finger D3 und D4 links haben Kontakt am Processus mastoideus. D3 rechts liegt auf dem Os hyoideum in Richtung Spina mentalis *(Abb. 8.29)*.

Wirkung
Starke Restriktionen am Os hyoideum werden so beseitigt. Es besteht eine Wirkung auf den IX. Hirnnerv.

Abb. 8.29 Drei-Punkte-Kontakt zur Behandlung des M. digastricus und Os hyoideum.

8.9 Os hyoideum

Verbindungen des Os hyoideum

Das Os hyoideum hat zu den Schädelknochen nur ligamentäre und muskuläre Verbindungen. Es gehört aber funktionell zum Schädel.

> **Merke**
>
> Das Os hyoideum wird mit verschiedenen Techniken behandelt. Eine Therapie erscheint besonders nach Hals- sowie Strumaoperationen sinnvoll, generell aber auch nach jeder Intubation, da reflektorisch Restriktionen stattfinden.

Behandlung des Os frontale und Os hyoideum

Lagerung
▷ Patient liegt in Rückenlage.
▷ Der Therapeut steht seitlich vom Patienten.

Ausführung

Die Kopfhand umfasst das Os frontale. Die Fußhand mit den Fingern D1, 2 und 3 das Os hyoideum. Dabei wird dessen Spannung aufgenommen und der Kopf über das Os frontale fixiert.
Der Therapeut bewegt das Os hyoideum in dreidimensionaler Richtung und stellt so Restriktionen fest *(Abb. 8.30)*.

Wirkung

Lösung von distalen Restriktionen im cervico-thoracalen Übergang. Beeinflussung der ventralen Muskelketten und temporo-mandibulären Dysfunktionen. Die Region wird als sogenanntes inframandibuläres Dreieck nach Littlejohn bezeichnet.

Die muskuläre Beeinflussung des Os hyoideum

M. stylohyoideus
M. epigastricus
M. mylohyoideus
M. genioglossus
M. sternohyoideus
M. omohyoideus
M. thyrohyoideus
Mm. constrictores pharyngis.

Abb. 8.30 Behandlung des Os frontale und Os hyoideum.

9 Die Hirnnerven

Nervus olfactorius *(Abb. 9.1)*

Aufgabe: Riechen
Dysfunktion: Anosmie, Dysosmie. Häufig betroffen bei Infekten im Kopfbereich.
Zugehörige anatomische Strukturen: Os ethmoidale, Os sphenoidale.

Abb. 9.1
N. olfactorius.

Nervus opticus *(Abb. 9.2)*

Aufgabe: Sehen
Dysfunktion: Gesichtsfeldausfälle, Doppelbilder. Häufig betroffen bei Tumoren, MS, Maculadegeneration, Stoffwechselstörungen, Zosterinfektionen.
Zugehörige anatomische Strukturen: Os sphenoidale, Tentorium cerebelli.

Abb. 9.2 N. opticus.

Nervus oculomotorius *(Abb. 9.3)*

Aufgabe: Innervation aller Augenmuskeln. Ausnahme: M. rectus lateralis und M. obliquus superior sowie der Mm. ciliaris, dilator pupillae und sphincter pupillae.
Dysfunktion: Strabismus, Ptosis, Mydriasis. Häufiges Auftreten bei intracraniellen Blutungen, Schädel-Hirn-Traumen.

9 Hirnnerven 187

Zugehörige anatomische Strukturen: Os sphenoidale, Sinus cavernosus, Tentorium cerebelli.

Nervus trochlearis, Nervus abducens

Aufgaben des IV. und VI. Hirnnervs: Motorische Innervation des M. rectus lateralis und M. obliquus superior.
Dysfunktionen: Störungen der Augenmotorik, Schielen, Doppelbilder. Zugehörige anatomische Strukturen: s. III. Hirnnerv.

VI
N. abducens
(M. rectus lateralis)

III
N. oculomotorius
(alle Augenmuskeln mit Ausnahme der rechts angegebenen, außerdem Mm. ciliares, dilator pupillae und sphincter pupillae)

IV
N. trochlearis
(M. obliquus superior)

Abb. 9.3 N. oculomotorius, N. trochlearis und N. abducens.

Nervus trigeminus *(Abb. 9.4)*

Aufgaben: Sensible Versorgung des Gesichtes, der Nebenhöhlen und Zähne. Motorisch versorgt er die Kaumuskulatur.

Dysfunktionen: Migräne, Neuralgien, Tics.

Häufig gestört durch Entzündungen im Zahn-Kieferbereich sowie der Nebenhöhlen und durch Einwirkung von Zugluft.

Zugehörige anatomische Strukturen: Os temporale, Dura, C1–C2.

V N. trigeminus

(sensible Versorgung von Gesicht, Nebenhöhlen, Zähnen usw.)

(motorische Versorgung der Kaumuskulatur)

1	N. ophthalmicus
2	N. maxillaris
3	N. mandibularis

Abb. 9.4 N. trigeminus.

9 Hirnnerven

Nervus facialis/Nervus intermedius *(Abb. 9.5)*

Aufgabe: Motorische Innervation der mimischen Gesichtsmuskulatur.

Dysfunktion: Sekretorische Störungen der Glandulae submandibularis, sublingualis und lacrimalis.

Sind bei Störungen die vorderen zwei Drittel der Zunge und der weiche Gaumen betroffen, beeinträchtigt dies Pfeifen und Trinken. Stirnrunzeln und Augenschluss sind nicht möglich. Es kommt zur Austrocknung des Auges.

Häufig nach Eingriffen im Mund-Kiefer-Bereich und bei Apoplex.

Abb. 9.5 N. facialis und N. intermedius.

Kapitel 9 Hirnnerven

> **Merke**
>
> Den Unterschied zwischen zentraler und peripherer Parese erkennt man dadurch, dass bei der peripheren Parese alle drei Äste des Facialis betroffen sind und bei der zentralen der Stirnast in seiner Funktion erhalten bleibt.
> Zugehörige anatomische Strukturen: Os temporale, Os mandibulare, Articulatio temporo-mandibularis.

Nervus vestibulocochlearis *(Abb. 9.6)*

Aufgaben: Der Nervus vestibularis versorgt das Gleichgewichtsorgan, kontrolliert die Lage des Kopfes im Raum und die Bewegung. Der zweite Anteil ist der Hörnerv.

Abb. 9.6 N. vestibulocochlearis.

Dysfunktion: Schwerhörigkeit, Schwindel. Oft mitbeteiligt bei Sinusitis und Mastoiditis.
Zugehörige anatomische Strukturen: Os temporale, Articulatio temporomandibularis.

Nervus glossopharyngeus *(Abb. 9.7)*

Aufgaben: Versorgt den M. stylopharyngeus motorisch, sekretorisch die Parotis, einen Teil der Zungenpapillen, Tonsillen, Paukenhöhle, Tube und Mastoidzellen.
Dysfunktion: Schluckstörungen, Geschmacksstörungen der Zunge im hinteren Drittel, Mundtrockenheit.
Zugehörige anatomische Strukturen: Os occipitale, Os temporale, Foramen jugulare.

Abb. 9.7 N. glossopharyngeus.

Kapitel 9 Hirnnerven

Nervus vagus *(Abb. 9.8)*

Aufgaben: Motorisch versorgt er die Rachenmuskulatur, Schlundschnürer. Parasympathisch versorgt er die Organe unterhalb des Zwerchfells bis zur Mitte des Colon transversum und Herz, Lunge, Bronchien, Herzgefäße, Trachea. Sensible Teile des Ohrs, des äußeren Gehörgangs, des Trommelfells.

Dysfunktion: Sprechstörungen, Erbrechen, Dyspnoe, Dysphagie.

Zugehörige anatomische Strukturen: Os occipitale, Os temporale, Foramen jugulare.

Abb. 9.8 N. vagus.

Nervus accessorius *(Abb. 9.9)*

Aufgaben: M. trapezius und M. sternocleidomastoideus, M. tensor veli palatini und weicher Gaumen werden motorisch versorgt.
Dysfunktion: Bewirkt Torticollis, Verspannungen der Nackenmuskulatur.
Zugehörige anatomische Strukturen: Os occipitale, Os temporale, Foramen jugulare.

Abb. 9.9
N. accessorius.

Kapitel 9 Hirnnerven

Nervus hypoglossus *(Abb. 9.10)*

Aufgaben: Motorische Versorgung der Zungenmuskulatur.

Dysfunktion: Saugprobleme (ich habe die Erfahrung gemacht, dass sich eine Atlasfehlstellung hier negativ auswirken kann, z.B. beim Kiss-Syndrom).

Zugehörige anatomische Strukturen: Os occipitale, Canalis hypoglossi.

XII
N. hypoglossus

(Zungenmuskulatur)
(Mm. infrahyoidei)

Abb. 9.10
N. hypoglosssus.

Zusammengefasste Darstellung der 12 Hirnnerven und ihrer Funktionen

I. N. olfactorius

Innervation
▷ Nasenschleimhäute

Funktion
▷ Riechen

Pathologie
▷ Anosmie
▷ Dysosmie

Betroffene Strukturen
▷ Ala major des Sphenoids
▷ Os ethmoidale

II. N. opticus

Innervation
▷ Retina

Funktion
▷ Sehen

Pathologie
▷ Gesichtsfeldausfälle
▷ Diplopie

Betroffene Strukturen
▷ Corpus sphenoidale
▷ Ala minor
▷ Tentorium cerebelli

III. N. oculomotorius

Innervation
▷ alle Augenmuskeln mit Ausnahme von M. rectus lateralis und M. obliquus superior

Funktion
▷ Augenhebung und -senkung
▷ mediale Bewegungen
▷ Verengung der Pupille
▷ Muskeln der Akkomodation und Oberlidhebung

Pathologie
▷ Strabismus divergens
▷ Ptosis
▷ Mydriasis
▷ Diplopie

Betroffene Strukturen
▷ Ala major und minor des Os sphenoidale
▷ Tentorium cerebelli

IV. N. trochlearis

Innervation
▷ M. obliquus superior

Funktion
▷ Augenbewegung

Pathologie
- Diplopie
- divergenter Strabismus
- Augenbewegung nach unten und außen eingeschränkt

Betroffene Strukturen
- Os temporale
- Dura mater spinale
- C1/C2

V. N. trigeminus

Innervation
- sensible Versorgung von Gesicht, Nebenhöhlen, Zähnen
- motorische Versorgung von Kaumuskulatur

Funktion
- Sensibilität von Mund, Gesicht und Kaumuskulatur

Pathologie
- Ausfall des Ganglions gasseri sowie der drei Äste: N. ophthalmicus, N. maxillaris, N. mandibularis
- Parese der Kaumuskulatur
- Neuralgien

Betroffene Strukturen
- Os temporale
- Dura mater spinalis
- C1/C2

VI. N. abducens

Innervation
- motorische Versorgung des M. rectus lateralis

Funktion
- Lateralbewegung des Augapfels

Pathologie
- Konvergenter Strabismus
- Diplopie

Betroffene Strukturen
- Os sphenoidale
- Os temporale

VII. N. facialis

Innervation
- sensorisch:
  - vordere $2/3$ der Zunge
  - weicher Gaumen
- motorisch:
  - Gesichtsmuskulatur
- sekretorisch:
  - Glandulae sublingualis
  - submandibularis
  - lacrimalis

Funktion
- Mimik
- Drüsensekretion
- Sensibilität vorderer $2/3$ der Zähne

9 Hirnnerven

Pathologie
▷ Facialislähmung: Störung der mimischen Muskulatur

Betroffene Strukturen
▷ Ganglion geniculatum
▷ Temporo-Mandibular-Gelenk

VIII. N. vestibulocochlearis

Innervation
▷ sensorisch:
  – Pars vestibularis
  – Pars cochlearis

Funktion
▷ Gleichgewicht
▷ Hören

Pathologie
▷ vestibulärer Schwindel
▷ Schwerhörigkeit
▷ Nystagmus

Betroffene Strukturen
▷ Temporo-Mandibular-Gelenk
▷ Os temporale

IX. N. glossopharyngeus

Innervation
▷ sensorisch:
  – hinteres Zungendrittel
  – Tonsillen
  – Mittelohr
▷ motorisch:
  – M. stylopharyngeus
  – Schlundschnürer

Funktion
▷ Geschmack
▷ Sekretion der Speicheldrüsen
▷ Schlucken

Pathologie
▷ Schluckstörungen
▷ Geschmacksstörungen
▷ Mundtrockenheit

Betroffene Strukturen
▷ Os occipitale
▷ Os temporale
▷ Foramen jugulare

X. N. vagus

Innervation
▷ sensorisch:
  – Herz
  – Lunge
  – Bronchien
  – Trachea
  – Larynx
  – Pharynx
  – Magen-Darm-Trakt
  – äußeres Ohr
▷ motorisch:
  – Pharynx
  – Herz
  – Lunge
  – Bronchien
  – Magen-Darm-Trakt

▷ sekretorisch:
  – Drüsen
  – Magen-Darm- und Respirationstrakt

Funktion
▷ Herzfrequenzsenkung
▷ Steigerung der Darmperistaltik

Pathologie
▷ Gaumensegellähmung halbseitig
▷ Schluckstörungen
▷ Sprechstörungen

Betroffene Strukturen
▷ Os occipitale
▷ Os temporale
▷ Foramen jugulare

XI. N. accessorius

Innervation
▷ motorisch:
  – Mm. sternocleidomastoideus, trapezius

Funktion
▷ Drehung des Kopfes
▷ Schulterheben

Pathologie
▷ Schiefhals

Betroffene Strukturen
▷ Os temporale
▷ Os occipitale
▷ Foramen jugulare

XII. N. hypoglossus

Innervation
▷ motorisch:
  – Zungenmuskulatur
  – Mm. infrahyoidei

Funktion
▷ Zungenbewegung

Pathologie
▷ Zungenabweichung zur betroffenen Seite
▷ Atrophie der Zunge

Betroffene Strukturen
▷ Os occipitale
▷ Symphysis sphenobasilare

9 Hirnnerven

Technik zur Tiefenentspannung des zentralen Nervensystems

Lagerung
▷ Patient liegt in Rückenlage.
▷ Therapeut steht seitlich der Liege in Thoraxhöhe des Patienten.

Ausführung
Die craniale Hand nimmt Kontakt mit den beiden Ossa parietalia über die Sutura sagittalis.
Die caudale Hand mit ganzem Unterarm nimmt Kontakt vom Bauchnabel bis zum Jugulum.
Die Fingerspitzen überschreiten nicht das Jugulum. Der Kontakt ist sehr leicht und passt sich der Atmung des Patienten an *(Abb. 9.11)*.

Wirkung
Schon nach kurzer Zeit des Kontakts tritt tiefe Entspannung ein.
Diese Technik hilft immer, wenn Patienten während der Behandlung sehr emotionell reagieren. Eine Harmonisierung der Faszienschichten sowie der Galea aponeurotica erfolgt.

Abb. 9.11 Technik zur Tiefenentspannung des Zentralen Nervensystems.

10 Das Kiefergelenk

Einen besonderen Stellenwert für die Craniosacrale Osteopathie hat das Kiefergelenk. Hier bietet sich die Gelegenheit, vielfältige, dort auftretende Störungen, die auf das gesamte Muskel-Skelett-System sowie auf Motorik und Sprache Auswirkungen haben, sanft, sicher und dauerhaft zu heilen. Wichtig sind die Kenntnisse über die nervale Versorgung des Kiefergelenks und die umgebenden Strukturen *(Abb. 10.1–10.3)*.

Abb. 10.1 Strukturen des Kiefergelenks.

10 Das Kiefergelenk

M. pterygoideus lateralis

Abb. 10.2 Darstellung des Kiefergelenks.

I
Neutralstellung:
Der Mund ist geschlossen

II
Anfangsstadium der Bewegung:
Der Unterkiefer bewegt sich um den Conylus

III
Wird der Mund weiter geöffnet, gleitet der Condylus auf dem Discus nach unten

IV
Der Mund ist ganz geöffnet

Abb. 10.3 Graphik über den Bewegungsablauf im Kiefergelenk.

Kapitel 10 Das Kiefergelenk

Schmerzen können an verschiedenen Stellen auftreten:
▷ im und um das Kiefergelenk
▷ im und über dem Ohr
▷ seitlich an Kopf und Hals
▷ sonstige Beschwerden, die sich als Schwerhörigkeit, Ohrensausen und Schwindel manifestieren
▷ Beschwerden wie Schluckstörungen, Kloßgefühl, Brennen im Rachen
▷ Empfindungsstörungen seitlich der Zunge
▷ Empfindungsstörungen seitlich der Nase
▷ Sehstörungen
▷ Kiefersperre
▷ mangelndes muskuläres Gleichgewicht
▷ Trismus
▷ Zähneknirschen
▷ starkes Abnutzen der Zähne
▷ Hypo- oder Hypermobilität
▷ Sensibilitätsstörungen der Mund- und Rachenschleimhäute
▷ Herpesinfektionen der Rachen- und Mundschleimhäute sowie der äußeren Gehörgänge und des Gesichtes.

Versucht man Störungen dieser Art mit konventionellen Behandlungsmethoden zu beherrschen, wie z.B. mit Okklusionsschienen, physiotherapeutischem Muskeltraining oder einer gezielten Schmerzbehandlung durch Injektionen an Triggerpunkten, ist das Ergebnis oft unbefriedigend.

Ziel der cranialen Arbeit ist es, die genannten Störungen an der eigentlichen Ursache, die in den meisten Fällen in einer Dysfunktion der beteiligten membranösen und knöchernen Strukturen liegt, zu verstehen und durch dort ansetzende ausgleichende Grifftechniken gezielt zu beheben.

Da das Kiefergelenk für uns eine besondere Bedeutung hat, gehe ich hier noch einmal auf dessen Anatomie ein (s. Abb. 10.3).

10.1 Anatomie und Biomechanik des Kiefergelenks

Os temporale

Dieser Knochen besteht aus vier Teilen
▷ Pars squamosa
▷ Pars petrosa
▷ Pars tympanica
▷ Processus styloideus.

Die Pars squamosa ist sehr dünn und schuppenförmig. Der freie halbkreisförmige untere Rand überlappt das Os parietale und ist von innen abgeflacht. Der vordere Bereich dieses Randes ist von oben dünn und unten dick. Der obere Teil ist ebenfalls von innen abgeflacht. Der untere Teil, der mit der Ala major des Os sphenoidale zusammentrifft, ist von außen zugeschärft. Der Processus zygomaticus zieht nach vorn und trifft auf das Os zygomaticum. Die Fossa mandibularis, welche glatt, oval und konkav ist, bildet ein Gelenk mit der Gelenkscheibe des Kiefergelenkes und dem Caput mandibulae.

Die Pars petrosa bildet den hinteren Teil des Os temporale. Sie umschließt die Cellulae mastoidae und trifft auf den posterior-inferioren Winkel des Os parietale und des Occiputs.

Die Mm. sternocleidomastoideus, splenius capitis und longissimi capitis setzen am Processus mastoideus an. Die Pars petrosa zieht medial und ventral zwischen Occiput und Os sphenoidale in die Schädelbasis und trifft auf beide Knochen. Die Artikulation zwischen Os temporale und Occiput ist mechanisch sehr komplex. Die Pars petrosa trifft auf den lateralen Rand der Pars basilaris. Hinter der Artikulation liegt die Fossa jugularis, die zusammen mit dem Tuberculum jugularis des Occiputs, das Foramen jugulare bildet. Im Hintergrund dieses Foramens trifft die jugulare Fläche des Schläfenbeins mit dem Processus jugularis des Occiputs zusammen. Dazwischen liegt eine knorpelige Scheibe. Hinter diesem Bereich, der als Drehpunkt funktioniert, trifft die Pars mastoidea auf den unteren lateralen Rand der Squama occipitalis (Sutura occipito-mastoidea).

Beziehungen zu den Nerven

Neun der zwölf Hirnnerven stehen in enger Beziehung mit dem Schläfenbein.
Der N. oculomotorius tritt aus dem Gehirn, verläuft ventral und liegt im dreieckigen Raum zwischen den freien und befestigten Rändern des Tentorium cerebelli. Der Nerv durchtritt die innere Schicht der Dura mater auf der lateralen Seite des

Processus clinoideus posterior verläuft quer über das Dach und führt, weiter ventral, caudal zur lateralen Wand des Sinus cavernosus, wo er über dem N. trochlearis liegt.

Der Verlauf des N. trochlearis ist unmittelbar unter dem freien Rand des Tentorium cerebelli durch die Dura mater, etwas hinter dem Processus clinoideus posterior.. Er führt weiter ventral zur lateralen Wand des Sinus cavernosus unter dem N. oculomotorius und über den N. opticus. Hier kommt er in ganz enge Verbindung zu dem Ramus tentorii, der etwas unter diesem Nerv liegt.

Die enge Beziehung des N. trigeminus zur Spitze der Pars petrosa und den duralen Bändern und Umhüllungen spielt eine entscheidende Rolle bei Störungen des Kiefergelenks.

Der N. abducens durchbricht die Dura lateral des Dorsum sellae des Os sphenoidale und verläuft weiter vorwärts, bis er den oberen Rand der Pars petrosa in der Nähe des Apex überquert. In dieser Lage liegt er unterhalb der Abducensbrücke. Hierbei handelt es sich um ein faseriges Band, welches den lateralen Rand des Dorsum sellae mit dem oberen Rand des medialen Endes der Pars petrosa des Schläfenbeins verbindet. Der N. facialis führt in den inneren Gehörgang, nimmt einen weitschweifigen Verlauf durch das Innere des Felsenbeins und tritt beim Foramen stylomastoideum aus dem Knochen, wo er zahlreiche Verbindungen mit anderen Nerven aufnimmt. Der N. vestibulocochlearis zieht zusammen mit dem N. facialis durch den innneren Gehörgang in das Felsenbein, um den Vestibularapparat (Gleichgewichtsorgan) und die Cochlea (Hörorgan) zu versorgen. Das membranöse Labyrinth des Innenohrs führt in den Saccus endolymphaticus, eine Sackgasse, die sich unter der Dura mater auf der posterioren Fläche des Felsenbeins ausweitet.

Die Nn. glossopharyngeus, vagus und accessorius verlaufen eng an Schläfenbein und Occiput, wenn sie, zusammen mit den Vv. jugulares, den Schädel durch die Foramina jugulares verlassen.

Blutversorgung

85% bis 90% des venösen Blutes aus dem Gehirn verlässt die Schädelhöhle durch diese zwei Foramina. Die arterielle Versorgung des Gehirns steht in einer ähnlichen Beziehung zu den Schläfenbeinen. Die A. carotis interna führt in den Canalis caroticus auf der unteren Fläche der Pars petrosa des Schläfenbeins, windet sich nach ventral und medial, verlässt den Kanal zwischen dem Apex der Pars petrosa und dem Sulcus caroticus im Os sphenoidale und tritt in die Schädelhöhle ein zusammen mit dem sympathischen Nervenplexus.

10.1 Anatomie und Biomechanik des Kiefergelenks

Die A. meningea media führt zwischen der Ala major des Os sphenoidale und der Squama temporalis über die Artikulation sowie über die Sutura parietosquamosa.

Muskeln und Bänder

Der Processus styloideus kommt caudal und ventral aus der Unterseite des Knochens.
Drei Muskeln setzen an diesem Dorn an: M. stylohyoideus, M. stylopharyngeus und M. styloglossus.
Das Lig. stylomandibulare führt von der Spitze des Processus styloideus an den hinteren Rand des Kieferwinkels.
Das Lig. sphenomandibulare verläuft von der Spina ossis sphenoidalis zur Lingula mandibulae.
Die Capsula articularis und das Lig. laterale befestigen das Kiefergelenk und seine Gelenkscheibe. Somit wird der Kiefer an den Unterseiten beider Ossa temporalia und des Sphenoids durch Bänder aufgehängt.

Biomechanik des Kiefergelenks

Folgende Knochen und Weichteilstrukturen sind in die Funktion des Kiefergelenks mit einbezogen
▷ Os temporale mit folgenden Strukturen
- Fossa mandibularis
- Trommelfell
- Processus mastoideus
- Ohrkanal
- Gleichgewichtsorgan
- Processus zygomaticus.

▷ Os sphenoidale
- Ala major
- Processus pterygoideus
- Mm. pterygoideus lateralis und medialis.

▷ Discus articularis des Kiefergelenks
▷ retrodiscales Gewebe
▷ Kapsel
▷ Bänder
▷ Os mandibulae
▷ Caput mandibulae
▷ M. temporalis
▷ M. masseter.

Kapitel 10 Das Kiefergelenk

Dysfunktionen des Temporomandibulargelenks *(Abb. 10.4 und 10.5)*

Die häufigsten Dysfunktionen
▷ Einklemmung des Discus mit Knackgeräuschen beim Öffnen des Mundes
▷ Kompression des Caput mandibulae in die Fossa mandibularis aufgrund einseitig verkrampfter Muskeln
▷ Bissfehlstellungen mit fehlendem Kontakt der Molaren oder anderer Zähne.

Dysfunktionen können auch von anderen übergeordneten Segmenten ausgehen, die über- oder unterstimuliert sind (s. Kap. 12, Körperfaszien).

Abb. 10.4 Fehlstellung des Kiefergelenks und die normale Lage.

10.2 Bedeutung der Zähne in der Craniosacralen Osteopathie

Die Kopfhaltung beeinflussende Kraftfaktoren

- prävertebrale Halsmuskulatur
- kurze Nackenmuskulatur
- lange Nackenmuskulatur
- M. stylohyoideus / M. digastricus vent. post.
- M. omohyoideus
- M. temporalis
- M. masseter
- suprahyoidale Muskulatur
- infrahyoidale Muskulatur

Abb. 10.5 Strukturen der Halswirbelsäule.

10.2 Die Bedeutung der Zähne in der Craniosacralen Osteopathie

Die Zähne haben in der Craniosacralen Osteopathie einen besonderen Stellenwert. Wie in allen anderen Geweben und Organen bauen sich auch hier Spannungen auf. Ist die Spannung zu groß, kommt es zu Zahnschmerzen oder aber zu Fehlstellungen der einzelnen Zähne oder Zahnreihen.

Die Zähne geben uns aufgrund ihrer Stellung Auskunft über unbewusste Spannungszustände des Patienten. Über Zahneindrücke am Zungenrand kann man klar erkennen, dass Zähne während der Ruhephase aufeinander gepresst werden, was wiederum ein Zeichen für psychische Belastung des Patienten ist.
Was stellt der Therapeut während der Anamnese und Untersuchung fest? Die Patienten berichten über Migräne und Vergrößerung der Zahnlücke zwischen den beiden Schneidezähnen, oder ein Zahn schiebt sich weiter nach vorne.
Für Zahnanomalien und Spannungszunahme gibt es mehrere Gründe. Jeder Zahn wird einem Organ, bzw. einer bestimmten Struktur zugeordnet. Die Schneidezähne allerdings haben eine direkte Verbindung zur Falx cerebri über den Oberkiefer und das Os ethmoidale. Treten hier Spannungszustände wegen falscher Stressbewältigung auf, so nimmt automatisch aufgrund der anatomischen Beziehung, die Spannung der Falx cerebri zu. Der Oberkiefer reagiert häufiger mit Fixationsbewegungen. Die Folge ist, dass sich jetzt auch die Zähne in ihrer Lage verschieben.
Ich habe die Erfahrung gemacht, dass sich z.B. Bewegungsstörungen bei Kindern im Zahnwechsel verschlechtern. Arbeitet man in diesem Fall mit der Craniosacralen Osteopathie, kommen kaum Reaktionen. Sind die neuen Zähne dann ganz durchgebrochen, kann man mit dieser Therapie sehr gute Ergebnisse erzielen.
Während der Behandlung hat man oft das Gefühl, dass sich einzelne Zähne herausdrehen möchten. Bei anderen Patienten kommt es zu starken psychischen Reaktionen, wenn man die Zähne selektiv behandelt.

10.3 Bionator- und Crozat-Therapie

Die Bionatortherapie gilt als Basis der ganzheitlichen kieferorthopädischen Behandlung.
Außer Kieferanomalien die eine Operation notwendig machen, gibt es noch eine Reihe von Deformationen, die neben dem Bionator andere Hilfsmittel erforderlich machen, wie z.B. die Crozat-Apparatur.
Es ist nicht meine Intention, Kieferorthopäden kluge Ratschläge zu geben, sondern eine Verbindung zu der osteopathischen Behandlungsmethode herzustellen, um den Betroffenen einen oft unnötig langen Leidensweg zu ersparen. Noch zu häufig wird in der Kieferorthopädie ausschließlich mechanisch gedacht und gehandelt, was verherende Resultate für den Patienten zur Folge hat. Bei besserer Information könnten solche iatrogenen Schäden vermieden werden.

10.2 Bedeutung der Zähne in der Craniosacralen Osteopathie

Kenntnisse von der ganzheitlichen Kieferorthopädie sind längst nicht Allgemeinwissen für Zahnärzte. Der Einsatz der Crozat-Apparatur im Rahmen einer Bionatortherapie und eine begleitende ganzheitliche Behandlung sind in einigen Fällen sehr hilfreich und notwendig (s. Kapitel Kieferorthopädie, S. 219).

Das gemeinsame Ziel, eine optimale Mundraumfunktion, wird durch zusätzliche osteopathische Maßnahmen realisierbar.

11 Os sacrum und Os coccygis – Anatomie und Behandlung

Verbindungen des Os sacrum

▷ Fünfter Lendenwirbel
▷ Os coxae
▷ Os coccygis.

Die fünf Sacralwirbel sind zu einem Knochen verschmolzen.

Verbindungen des Os coccygis

▷ Os sacrum.

Das Os coccygis setzt sich aus drei bis vier rudimentären Wirbeln zusammen.

Sacrum-Kontaktaufnahme

Lagerung

▷ Patient liegt in Rückenlage.
▷ Therapeut steht seitlich der Liege in Beckenhöhe des Patienten.

Ausführung

Mit der Kopfhand des Therapeuten wird das gegenüber liegende Bein des Patienten in Knie- und Hüftgelenk flektiert und in Richtung des Therapeuten rotiert. Dabei wird das Becken leicht angehoben. Die Fußhand nimmt von medial-caudal über D1–D5 und dem Handteller Sacrum-Kontakt. Die Spitze des Os coccygis liegt mittig im Handteller nahe den Daumenballen *(Abb. 11.1)*.

11 Os sacrum und Os coccygis

Abb. 11.1 Kontaktaufnahme am Sacrum.

12 Die Körperfaszien – Anatomie und Behandlung

12.1 Aufbau und Funktion der Diaphragmata
(Abb. 12.1)

Ohne die Faszien würde das craniosacrale System nicht funktionieren. Erst der Zusammenhalt einzelner Körperstrukturen durch die Faszien, die eine bindegewebige Struktur haben, macht ein Funktionieren der Organe möglich, die während ihrer Arbeit eine Formveränderung erfahren, z.B. Herz oder Lunge während des Ein- und Ausatmens.

Die Faszien bilden Ligamente, Kapseln und Organhüllen. Dadurch bieten sie Stabilisation und Schutz. Ferner grenzen Faszien Zellen mit unterschiedlichen Aufgaben voneinander ab, umhüllen Muskeln und Gefäße und sind aufgrund ihrer Propriorezeptoren an der Körperhaltung beteiligt.

Körperfaszien sind vorwiegend longitudinal angeordnet. Dadurch erklärt sich auch die Gleitfähigkeit der Muskeln und Sehnen. Die Faszien sind nicht nur in die Bewegungsmechanik und in den Stoffwechsel integriert, sondern besitzen auch eine Speicherfunktion im menschlichen Organismus etwa wie eine Art zweites Gehirn. Vergleicht man sie mit modernen Kommunikations- und Speicherungssystemem, würden sie einer Computerfestplatte entsprechen. Für den Organismus sind hier Traumata jederzeit abrufbar, sofern sie für das biologische System Stress bedeuten.

12.2 Traumatisierung und Funktionsstörungen

Erleidet der Mensch ein Trauma physischer Art, wie z.B. einen Unfall oder eine Operation, wird diese Situation vom Körper registriert und nach der Heilungs-

12.2 Traumatisierung und Funktionsstörungen

Abb. 12.1 Graphik zur Anordnung der Diaphragmata.

phase neutralisiert. Gelingt es dem Körper nicht, diese Neutralisierung zu erreichen, kommt es zu ständigem Stress für das vegetative Nervensystem und dem entsprechend betroffenen Segment. Der Organismus ist in der Lage, diesen Stress eine Zeitlang zu kompensieren, ja er wird sogar dazu gezwungen, um überhaupt seine physiologischen Funktionen erfüllen zu können. Diese Kompensation lässt sich allerdings nur einen begrenzten Zeitraum durchführen.

Ist der Organismus damit überfordert, treten Krankheitssymptome auf. Sie sind oft so grotesk und unverständlich für den Arzt, dass der Patient zu Unrecht in manchen Fällen als Simulant verkannt wird. Das ist allerdings verständlich, lassen sich die geschilderten Symptome des Patienten doch nicht der gewohnten Pathologie zuordnen.

Bei einer Bauchoperation werden z.B. die longitudinalen Körperfaszien durchtrennt. Die darunter liegenden Organe und die segmental dazu geordneten Körperstrukturen, z.B. Gelenke, können eine Arthrose mit induzieren (siehe das Federstoßdämpfermodell nach Upledger). So lässt sich erklären, dass eine Operation des rechten Unterbauches eine Arthrose des rechten Hüftgelenks auslösen kann, eben durch Verkürzung der Faszienkapsel und der muskulär zugeordneten Strukturen. Diese Arthrose kann wiederum durch fortgesetzte fasziale Spannungen zu einer Fehlstellung des Kiefergelenks und des Sphenoids führen. Verblüffend für den Patienten ist es, dass es durch eine Behandlung mit Craniosacraler Osteopathie am Sphenoid oder Unterkiefer zu einer sofortigen Verbesserung der Arthrose und zu einer Entspannung in dem Funktionskreis Gelenk, Muskel, Faszie kommt. Nach der Korrektur der Fehlfunktionen kehrt das Gewebe in seinen ursprünglichen Zustand zurück. Das nennen wir Heilung.

12.3 Psychische Traumatisierungen und Energiezysten

Jeder kennt die Situation des Erschreckens. Der Körper wird starr, man reißt die Hände vor das Gesicht, und die Augen sind weit aufgerissen. Diese Starrheit findet allerdings nicht nur äußerlich statt. Sie erstreckt sich auch auf das craniale System. Jede Bewegung erstarrt für einen Moment, der craniale Rhythmus gerät aus dem Gleichgewicht.

Die zweite Situation: Man fällt von der Schaukel und landet auf seinem Steißbein. Der hier vom Untergrund aufgefangene Stoß wird vom Körpergewebe gedämpft und absorbiert.

Wird diese Energie nicht unmittelbar entlassen, d.h. behandelt, manifestiert sie sich im Gewebe in Form einer Abkapselung, der sogenannten Energiezyste.

Wenn man sich z.B. das Schienbein stößt, wird man es in jedem Falle halten oder auch reiben. Das entspricht eigentlich nur der hier gemeinten Behandlung, also dem Verteilen der eingedrungenen Energie. Dadurch wird im günstigsten Fall die Bildung einer Energiezyste vermieden.

Das Ausschelten eines Kindes oder eine verabreichte Ohrfeige haben den gleichen Effekt. Das Kind fängt an zu schreien, um die so aufgenommene negative Energie abzubauen, oder es erstarrt, und es kommt zu einer Energieblockierung im Körper.

Durch Energiezysten wird der physiologische Ablauf der Körperfunktionen gestört. Das kann sich in Form von Behinderung der Lebensenergie wie Depressio-

12.3 Psychische Traumatisierungen und Energiezysten

nen, Antriebsarmut oder Hyperaktivität äußern. Auch eine Überstimulierung von Körpersegmenten, z.B. Überproduktion von Magensäften oder eine gestörte Libido sind möglich.

Nach Wilhelm Reich können sich Blockierungen in verschiedenen Körpersegmenten zeigen *(Abb. 12.2)*.

Das Craniosacralsystem

- **Augensegment** — okulare Panzerung
- **Mundsegment** — orale Panzerung
- **Halssegment** — collare Panzerung
- **Brustkorbsegment** — thorakale Panzerung
- **Zwerchfellsegment** — diaphragmale Panzerung
- **Bauchsegment** — abdominale Panzerung
- **Beckensegment** — pelvikale Panzerung

Die sieben Segmente des Körpers

Abb. 12.2 Darstellung der sieben Körpersegmente.

12.4 Panzerungen und ihre Behandlung

12.4.1 Oculare Panzerung

Sie betrifft die Augen. Diese Panzerung führt zu einer Kontraktur und schließlich zur Bewegungsunfähigkeit des Auges und der dazugehörigen Strukturen. Es kommt zu einem maskenhaften leeren Blick. So kann Kurzsichtigkeit oder Astigmatismus entstehen. „Der Patient will etwas nicht sehen."

12.4.2 Orale Panzerung

Sie betrifft den Mund, das gesamte Kinn, den Schlund, den oberen Nacken, die Mundringmuskulatur und die dazugehörigen Strukturen. Hier liegt oft die erste Traumatisierung schon in der Saugphase. Auch Wut konzentriert sich oft im Unterkiefer und verursacht Kiefergelenksprobleme, sowie Kau-, Schluckstörungen und daraus resultierende Zahnfehlstellungen. Man sollte in diesem Zusammenhang auch an Ernährungsstörungen wie z.B. Bulimie denken.

12.4.3 Collare Panzerung

Die Panzerung in diesem dritten Segment verhindert den Durchfluss von Körperenergie in den cervicothoracalen Übergang. Viele Schilddrüsenstörungen haben hier ihre Ursache. Oft finden wir bei den betroffenen Patienten Schwierigkeiten in der Kommunikation. Emotionen werden heruntergeschluckt. „Etwas bleibt einem im Hals stecken."

Öffnung des cervicothorakalen Übergangs

Lagerung
▷ Patient liegt in Rückenlage.
▷ Therapeut steht seitlich der Liege.

Ausführung
Die Kopfhand liegt dorsal unter dem Patienten in der Höhe von C7 bis TH 3. Die Fußhand liegt ventral unterhalb des Manubriums. Der Daumen ist abgespreizt *(Abb. 12.3)*.

12.4 Panzerungen und ihre Behandlung

Abb. 12.3 Behandlung des cervicothorakalen Übergangs.

Bei dieser Technik ist darauf zu achten, dass die Hand nicht auf die Schilddrüse drückt. Sie löst die Restriktionen der muskulären Halsketten und die Verbindung der 1. und 2. Rippe sowie das Zungenbein. Die Lösung erfolgt muskulär und ligamentär mit einem besonderen Bezug zum endokrinen System über Schilddrüse und Nebenschilddrüse. Außerdem erfolgt ein energetischer Ausgleich über das Komunikationschakra (Chakren sind bekannte Begriffe aus der Yoga-Lehre. Es handelt sich um Energiezentren im Körper).

Osteopathische Faszientechnik am cervico-thorakalen Übergang

Lagerung
▷ Der Patient liegt in Rückenlage.
▷ Der Therapeut sitzt am Kopfende.

Ausführung
Beide Arme des Therapeuten sind gestreckt. Er fasst mit beiden Händen über die Schulter des Patienten. Beide Daumen liegen dorsal über dem M. trapezius, wäh-

Abb. 12.4 Faszientechnik am cerviko-thorakalen Übergang.

rend alle anderen Finger quer über der Clavicula liegen. Die Fingerspitzen zeigen in Richtung Sternum *(Abb. 12.4)*.

Wirkung
Auf visceraler Ebene werden Dysfunktionen der Lungenspitzen gelöst. Die thorakalen und cervikalen Fascien werden gelöst. Eine Regulation der Herz- und Kopfdurchblutung erfolgt. Auf emotioneller Ebene empfindet der Patient Festigkeit und Sicherheit. Bei vegetativ labilen Patienten mit psychischen Traumen können starke emotionelle Reaktionen erfolgen.

12.4.4 Thorakale Panzerung

Bei dieser Brustpanzerung kommt es zu einem Zwerchfellhochstand und einer Hochstellung der Rippen. Chronische Einatmungsstellung führt zur flachen Atmung und Unbeweglichkeit des Brustkorbs. An der Panzerung des Brustkorbes ist die gesamte Intercostalmuskulatur sowie die Muskulatur des Schultergürtels beteiligt. Der M. pectoralis spielt hier eine führende Rolle, da er als Emotionsspeicher bekannt ist. Aufgrund der genannten Symptomatik erklären sich auch oft rezidivierende Rippenköpfchenblockierungen. Diese Patienten haben Schwierig-

12.4 Panzerungen und ihre Behandlung

keiten, sich anfassen zu lassen, sind vielleicht auch übermäßig kitzelig. Die Panzerung dient dem Aufbau einer Distanz.

Faszientechnik für Restriktionen im supradiaphragmalen Bereich – Brustpumpe

Lagerung
▷ Patient liegt in Rückenlage.
▷ Therapeut sitzt am Kopfende.

Ausführung
Der Therapeut arbeitet mit gestreckten Armen und setzt beide Hände im intraclaviculären Bereich an. D1 zeigt in Richtung Sternum und ist von den übrigen Fingern abgespreizt.
D2–D5 sind nach lateral gerichtet *(Abb. 12.5)*.
Der Therapeut wartet mehrere Atemzüge ab, bis er eine Symmetrie oder Spannungsdysfunktion wahrnehmen kann.

Wirkung
Mit dieser faszialen Ausgleichstechnik werden Restriktionen in Lunge, Pleura, Herz und Bronchialbereich aufgespürt und behandelt.

Abb. 12.5 Faszientechnik für Restriktionen im supradiaphragmalen Bereich.

Technik zur Induktion motorischer Ruhe

Lagerung
- Patient liegt in Rückenlage.
- Therapeut sitzt am Kopfende.

Ausführung
Therapeut nimmt mit der linken Hand am Occiput (occipito-cervikaler Übergang) Kontakt.
Mit der rechten Hand hat er Kontakt am Sternum und passt sich mit seinen Druck an die Atmung des Patienten an. Schon nach kurzer Zeit verändert sich die Atemfrequenz des Patienten *(Abb. 12.6)*.

Wirkung
Die Körperfaszien werden stimuliert (Fascia superficialis, Fascia media und Fascia endothoracica). Von hieraus geht eine entsprechende Wirkung auf die mit den Faszien verbundenen inneren Organe (s. Serge Paoletti, Faszien).
Die Dysfunktionen veranlassen das weitere Vorgehen.

Abb. 12.6 Technik zur Induktion motorischer Ruhe.

12.4.5 Diaphragmale Panzerung

Die Trennung zwischen der Brust- und Bauchhöhle und ihren Organen geschieht bekannterweise durch das Diaphragma. Gelingt es uns, die thorakale Blockade eines Patienten zu lösen, beobachten wir oft, dass der Zwerchfellhochstand bestehen bleibt. Die diaphragmale Panzerung lässt sich nur separat von der thorakalen lösen, sie besteht als Kontraktionsring unabhängig von der Brustkorbpanzerung. Funktionell ordnet man sie mehr dem Verdauungstrakt zu.

Das daraus resultierende Symptom der Hyperlordose der Lendenwirbelsäule ist beim liegenden Patienten gut feststellbar. Hier kann man eine ganze Männerhand zwischen LWS und Unterlage schieben.

Durch diesen Zwerchfellblock ist es dem Patienten nicht möglich, eine normale Atmung vorzunehmen. Da der Block besonders die Exspiration betrifft, findet man auch Auswirkungen, d.h. Fehlmuster in den anderen Segmenten, wie z.B. im Mund- und im Beckensegment.

Entspannung des Zwerchfells

Lagerung
▷ Patient liegt in Rückenlage.
▷ Therapeut sitzt seitlich der Liege.

Ausführung
Die Kopfhand hat von lateral-dorsal Kontakt im unteren Rippenbereich.
Die Fußhand liegt ventral in Höhe des Processus xyphoideus auf *(Abb. 12.7)*.
Die Bewegung erfolgt über die Atmung. Wenn Patient und Therapeut sich gut abgestimmt haben, nimmt der Therapeut eventuell vorhandene Restriktionen wahr. Betreffen sie Organe wie Oesophagus, Magen, Leber, Galle oder treten als muskuläre Verspannungen der Intercostalmuskulatur und des M. iliopsoas auf, können sie auch den Rhythmus beeinflussen. Faszienrestriktionen und Reizungen des Nervus phrenicus nach endoskopischen Eingriffen und Untersuchungen, bei denen der Bauch mit Luft gefüllt werden muss, lassen sich so beheben.

12.4.6 Abdominale Panzerung

Durch diese Panzerung werden Spasmen der großen Bauchmuskeln, der queren und des M. latissimus dorsi verursacht. Der M. latissimus dorsi hat seinen Ursprung über der Fascia lumbalis an der Crista iliaca. Bei abdominaler Panzerung

Abb. 12.7 Technik zur Entspannung des Zwerchfells.

verursacht dieser Muskel Schultersymptome, d.h. bei einer Problematik im Schultergürtel ohne erkennbare Strukturveränderung sollte der Therapeut auf jeden Fall das abdominale Segment prüfen und auf Blockaden untersuchen (s. Tendomyotische Kette nach Lomba, s. Lomba, Handbuch der Chiropraktik, 1997).

12.4.7 Beckenpanzerung

Das pelvikale Segment ist die letzte Querstruktur des Körpers. Es handelt sich dabei um den gesamten Beckenboden. Aufgrund der anatomischen Anordnung des Segments braucht es eine besondere Sorgfalt in der Diagnostik und Therapie. Die Interpretation von Panzerungen erfordert vom Therapeut eine besondere Sensibilität. Machen wir uns bewusst, welche wichtigen Organe sich hier befinden, so ist es auch klar und verständlich, dass eine Vielfalt von Traumatisierungen von hier aus unterhalten wird oder sich hier manifestiert.
Die Krankheitssymptome sind außerordentlich zahlreich. Sie äußern sich in Symphysenläsionen, Miktionsstörungen, Sexualstörungen in Form von Erektionsstörungen, Ejaculatio praecox, Obstipationen, Tumorbildung im Beckenbereich, Entzündungen der Eierstöcke, Polypen und Myomen des Uterus, Fluor albus,

12.4 Panzerungen und ihre Behandlung

Blasenstörungen, Enuresis nocturna bei Kindern. Die hier ursprünglich zugrunde liegende „Beckenangst" oder „Beckenwut" kann sich über eine entsprechende Lösung der Panzerung entladen. Die aufgeführten Symptome werden somit an ihrer eigentlichen Ursache behandelt und erfahren eine positive Beeinflussung.

Bei bekannten Traumatisierungen im Beckenbereich sollte eine psychologische Behandlung parallel zur craniosacralen Osteopathie erfolgen.

Entspannung des Diaphragma pelvicum

Lagerung
▷ Patient liegt in Rückenlage.
▷ Therapeut steht seitlich der Liege in Beckenhöhe des Patienten.

Ausführung
Die Fußhand nimmt Kontakt am Os sacrum. Mit Ellenbogen und D2–D5 wird Kontakt an den Spinae genommen. Der Therapeut führt durch leichten Druck die beiden Spinae zusammen. Dabei versucht die Fußhand den craniosacralen Rhythmus über das Sacrum zu erfassen und hier Fehlmuster zu korrigieren *(Abb. 12.8)*.

Abb. 12.8 Die Entspannung des Beckendiaphragmas.

Bei vorhandenen Restriktionen in einem der beiden Iiosacralgelenke bzw. im lumbo-sacralen Übergang, spürt der Patient einen leichten Schmerz. Das kann mit akuten Blockierungen oder mit alten Traumen im Zusammenhang stehen. Restriktionen des rechten Iliosacralgelenks stehen oft mit dem Colon ascendens in Verbindung, die des linken Iliosacralgelenks mit dem Colon descendens.

Störungen im Bereich des lumbosacralen Übergangs deuten auf das Colon transversum. Hier spielen auch Operationen im Bauchraum gynäkologischer und urologischer Natur eine Rolle. Besondere Vorsicht des Therapeuten ist bei missbrauchten Patienten geboten.

Lösung des Beckendiaphragmas über das Os pubis

Lagerung
▷ Patient liegt in Rückenlage.
▷ Therapeut steht oder sitzt seitlich der Liege in Höhe des Beckens des Patienten.

Ausführung
Die Kopfhand nimmt über die laterale Handkante Kontakt mit dem Os pubis. Die Fußhand liegt dorsal des Patienten in gleicher Höhe wie die Kopfhand *(Abb. 12.9)*.

Abb. 12.9 Lösen des Beckendiaphragmas über das Os pubis.

12.4 Panzerungen und ihre Behandlung

> **Merke**
> Der Griff ist in der Indikation sehr ähnlich wie die Technik zur Entspannung des Diaphragmas pelvis. Die Hauptwirkung ist allerdings auf den Beckenboden gerichtet und nicht auf die Iliosacralgelenke. Sinnvoll ist es, beide Techniken nacheinander durchzuführen.

Sacraltechnik in Seitenlage – untere Quadrantentechnik

Lagerung
- Patient liegt auf der Seite.
- Therapeut steht seitlich der Liege in Beckenhöhe des Patienten und arbeitet von dorsal.

Ausführung
Hüfte und Knie sind in ca. 50 Grad angewinkelt. Die LWS ist in Neutralstellung, der Kopf wird unterstützt, um eine Seitenneigung der HWS zu vermeiden.
Der Therapeut nimmt mit seiner Kopfhand Kontakt mit dem Sacrum. Die Fingerspitzen zeigen nach cranial. Die Fußhand umfasst von ventral das Ileum in Höhe der SIAS *(Abb. 12.10)*.

Abb. 12.10 Sacraltechnik in Seitenlage – untere Quadrantentechnik.

Mobimiento
Dekompression nach lateral. Der Therapeut nimmt die Spannung wahr, die vom Sacrum und Ileum ausgeht, und sich nach kurzer Zeit auflöst. Diese Entspannung wird oft von tiefen Atemzügen begleitet.

Die Sacro-occipital Technik in Seitenlage

Lagerung
▷ Patient liegt in Seitenlage, zwischen den Knien ein Keil oder eine Decke. Hüfte und Knie sind ca. 50° flexiert. Die LWS befindet sich in Neutralstellung. Der Kopf des Patienten wird unterstützt, um eine Seitneigung der HWS zu vermeiden.
▷ Therapeut sitzt seitlich der Liege.

Ausführung
Die Kopfhand hat Kontakt mit den Thenaren am Os occipitale, die Finger zeigen cranialwärts. Die Fußhand hat mit dem Handteller Kontakt am Sacrum *(Abb. 12.11)*.

Abb. 12.11 Die Sacro-occipital-Technik in Seitenlage.

12.4 Panzerungen und ihre Behandlung

Mobimiento
Kopf- und Fußhand hamonisieren die Bewegungen von Occiput und Sacrum schon kurze Zeit nach der Kontaktaufnahme.

Indikation
- Bandscheibenvorfälle
- akute Lumbalsyndrome
- Schwangerschaftsbeschwerden
- postoperativ nach Wirbelsäulen- und Bauchoperationen
- ISG-Dysfunktionen
- Coccygodenien.

Muskulatur, die in dieser Region beeinflusst wird
- Levator-ani-Gruppe
- Mm. piriformes
- M. coccygeus
- seitlicher M. gluteus maximus
- M. iliocostalis
- M. longissimus
- M. mulitfidius
- M. iliopsoas.

Obere Quadrantentechnik beim Erwachsenen

Lagerung
Patient liegt auf der Seite.
Therapeut arbeitet von dorsal und steht seitlich der Liege.

Ausführung
Mit der Fußhand wird die Schulter des Patienten von ventral umfasst. Hierbei kann der Unterarm des Patienten auf dem Unterarm des Therapeuten liegen. Die Kopfhand umfasst den Angulus inferior scapulae und folgt der Entspannungsrichtung der Muskulatur. Die Hand wird dabei je nach Befund etwas nach caudal verlagert und nimmt Kontakt in Höhe TH 10–12 *(Abb. 12.12)*.
(Im Gegensatz zur Technik beim Kind erfolgt kein Sacrumkontakt.)

Wirkung
Entspannung von Diaphragma und CTÜ über Plexus brachialis.

Kapitel 12 Körperfaszien – Anatomie und Behandlung

Abb. 12.12 Obere Quadrantentechnik beim Erwachsenen.

13 Allgemeine Hinweise für die craniosacrale Praxis

13.1 Zusammenhänge im menschlichen Körper

Der erste Hirnnerv, der N. olfactorius, hat zahlreiche Verbindungen mit dem N. trigeminus, dem N. glossopharyngeus, dem N. vagus und dem N. hypoglossus. Der N. vagus ist wesentlich für Verdauungstrakt, Herz und Lunge. Der direkte Zusammenhang zwischen der Verdauung und dem Geruchsorgan ist dadurch schon funktionell gegeben. Alle diese Nervenfunktionen sind natürlich über die einzelnen Bereiche des Gehirns gekoppelt.

Jeder neue Evolutionsprozess hat dem Gehirn einen „aktuelleren Bereich" hinzugefügt. Jene „neuen" Elemente entsprachen den höheren Ansprüchen. Sie wurden dem bereits bestehenden Teil hinzugefügt, und die älteren Bereiche wurden untergeordnet.

Die einzelnen Bereiche sind folgende
1. Hirnstamm mit Pons und Mittelhirn
2. Cerebellum (Kleinhirn)
3. Limbisches System
4. Cerebrum (Großhirn).

Der älteste Teil, die sogenannte Reticularisformation, übernimmt hauptsächlich die Überlebensinstinkte. Darüber gelagert ist das limbische System, das Zentrum für die ganze Skala der Emotionen. Über diesem Bereich befindet sich das Cerebrum. Denken, Entscheidungen fällen, rationale Handlungen, Kreativität sind hier repräsentiert.

Diese drei Systeme stehen miteinander in Verbindung. Instinkte können letztlich durch das Cerebrum in eine andere Bewusstseinsebene gehoben werden und zu neuen Handlungsweisen führen.

Das limbische System

Dieses System hat einen direkten Zusammenhang mit dem Geruchssinn. Die Bedeutung, die der Geruchssinn für das Verhalten hat, ist uns ja aus der Tierwelt bekannt. Beim Menschen ist er zwar nicht mehr wichtig für das Überleben, dafür aber umso bedeutender für das Gefühlsleben.

Das limbische System verknüpft den autonomen, instinktiven Bereich und die Formatio reticularis mit dem Cerebrum. Es dient so als Bindeglied zwischen Großhirn und Hirnstamm. Ferner bestehen Verbindungen zu den anderen Sinnesorganen, auf die wir hier nicht weiter eingehen.

Der N. trigeminus

Dieser Nerv ist ein weiteres Bindeglied zwischen Mund und Nervensystem. Als größter Hirnnerv leitet er die Sinneseindrücke von Gesicht, Kopfhaut, Augäpfeln, Bindehaut, Tränendrüsen, Ohrkanal, Nasenhöhle, Mundhöhle, Zähnen, Unterkiefergelenk, meningealen Membranen, Fossa cranii anterior und posterior, Tentorium cerebelli. Propriozeptive Signale erreichen ihn von den Mm. temporalis, masseter, pterygoideus und von einigen Augenmuskeln. Die Kau- und Mundbogenmuskeln, sowie der M. tensor tympani, werden durch seinen motorischen Ast innerviert.

Er tritt durch die Foramen ovale und rotundum des Os sphenoidale und verläuft entlang der Pars petrosa des Os temporale. Somit besteht hier ein Zusammenhang zu diesen Schädelknochen.

Die Verbindung des N. trigeminus mit dem Hirnstamm und die weitere Verbindung mit der Retikularformation sowie die Innervation der Kaumuskeln lassen erkennen, warum die Kieferfunktionen abhängig sind von Trauer, Wut, Angst, Aggressionen und Stress. Zähneknirschen, Unterkieferfehlfunktionen, verbissener Gesichtsausdruck usw. sind die zu beobachtenden Phänome.

In der Pons liegt die Schaltstelle für instinktive Handlungen und notwendige Überlebensfunktionen, wie Atmen, Herzschlag und Blutdruck. Der Eingang von Signalen aus der Retikularformation hat also auch hier Auswirkungen.

Die Formatio reticularis

Sie erstreckt sich vom Thalamus durch den Hirnstamm und das Zentralnervensystem hinunter bis zum Os sacrum. Die Formatio reticularis ist der älteste Hirnbereich.

Findet hier eine Überreizung statt durch Informationen aus dem visuellen Bereich, über Geschmack, Geruch und Berührung und wird dafür kein Ventil gefunden, so staut sich diese Energie, und es kommt zur Bildung von Energiezysten. Diese wiederum führen dann in den oben beschriebenen Bereichen zu Restriktionen.

13.2 Das überstimulierte Segment

Normalerweise ist das Rückenmark in der Wirbelsäule ein durchgehender longitudinaler Strang. Jedoch lässt sich aufgrund der regelmäßigen Nervenabzweigungen zwischen den einzelnen Wirbeln das System in Segmente einteilen (s. Lomba und Peper 1997)
Definiert man ein überstimuliertes Segment, so ist ein solches Glied überempfindlich geworden. Es hat dann nicht mehr die normale Kontrolle zwischen Afferenz und Efferenz. In den einzelnen Segmenten liegen dorsal je zwei Afferenzen (sensibel) und zwei Efferenzen ventral (motorisch). Das überstimulierte Segment reagiert bei jedem geringsten sensorischen Nervenimpuls mit überempfindlicher motorischer Impulsaussendung. Fehlimpulse werden nicht mehr an höhere Zentren gemeldet, sondern sie laufen im Segment selbst ab. So entsteht eine Diskrepanz zwischen Reiz und Reaktion. Diese „Überreaktion" führt zu Verspannungen in den betroffenen Bereichen, visceral, somatisch und auch emotional. Ein solches Segment ist selbständig geworden und hat seine Funktion als Durchgangsstation für höhere Zentren verloren. Es schwächt sich im Laufe der Zeit so ab, dass es z.B. eine einmal behobene Funktionsstörung eines Organs trotzdem weiter unterhält und immer wieder auslöst.
Unsere Erfahrung in der Craniosacralen Osteopathie bestätigt, und das ist auch das Ergebnis der Upledger-Forschung, dass ein solches Segment sogar durch Signale, die von anderen Teilen des zentralen Nervensystems kommen, weiter irritiert werden kann. So werden die sowieso schon überstimulierten Bereiche noch zusätzlich belastet.
Bei Magenstörungen verursacht durch Nahrungsunverträglichkeit oder emotionale Überlastung, wird diese Stresssituation über die Schaltstation Kopfzone C3–C5 und das direkte Versorgungssegment TH 5–Th 9 an das ZNS gemeldet. Es werden entsprechende Rücksignale ausgesendet, um etwaige Schutzmaßnahmen zu ergreifen, wie z.B. Änderung der Sekretabsonderung oder Muskelspannung um den Magen.
Falls durch diese Maßnahmen keine Korrektur und Verbesserung eintritt, wie im Falle einer ständigen Neureizung, werden die Schaltstellen beziehungsweise die

Segmente Th 5–9 überlastet und immer mehr geschwächt. Nach einiger Zeit liegt das vor, was wir als überstimuliertes Segment bezeichnen. Wir haben es jetzt mit einem chronischen Zustand zu tun. Nehmen wir an, dass nun zusätzlich eine sehr schmerzhafte Knieproblematik in Form von Verletzung oder Operation oder einer Prothesenimplantation eingetreten ist (wir wissen, wie empfindlich das Knie ist), so wird diese Schmerzbotschaft zum Hirnstamm gemeldet. Nun kann ein überstimuliertes Segment wie in unserem Beispiel eine solche durchlaufende Meldung fehlleiten und zusätzlich den Magen nervös stimulieren, auch wenn die Ursache ganz woanders liegt. Das Gleiche kann passieren, wenn die Wirbelsäule selbst unter Stress steht. Auf diese Weise werden auch schwache Segmente irritiert und reagieren in der oben beschriebenen Weise.

Wird das als Beispiel aufgeführte Magenproblem nun direkt durch Medikamente oder Manipulationen behandelt, wird diese Korrektur vom Segment nicht anerkannt. Das Segment sendet weiter stressabwehrende Signale zum Magen aus. Die erfolgte Korrektur wird sehr schnell wieder zunichte gemacht. Es ist also wichtig, das entsprechende Segment in die Korrektur mit einzubeziehen.

Das Gleiche kann passieren, wenn die Überstimulation eines Segments vom craniomandibulären Übergang ausgeht: Metallunverträglichkeit, avitale Zähne, Implantate, retrotonsilläre Abszesse sowie chronische Kiefer- und Nebenhöhlenentzündungen sind hier zu nennen.

13.3 Mögliche vegetative Reaktionen während und nach der Therapie

▷ Zittern am ganzen Körper
▷ Zittern der Extremitäten
▷ Zittern der Augen
▷ Wärmegefühl in Kopf, Brust, Becken, Beine
▷ Taubheitsgefühl an einer Extremität
▷ oder einer Gesichtshälfte
▷ Augendruck
▷ Ohrendruck
▷ Gefühl, dass Ohren „zu" sind
▷ Halsdruck mit Schluckbeschwerden
▷ Übelkeit
▷ Schwindel
▷ Zahnschmerzen

13.4 Manuelle Lymphdrainage als ergänzende Therapieform

- Schmerzen in inneren Organen
- Schmerzen an Operationsnarben
- Verschlimmerung der momentanen Beschwerden
- sich fremd fühlen
- Druck- und Angstgefühl auf der Brust
- Unruhe im ganzen Körper
- visuelle Erlebnisse
- Nacherleben von früheren Traumen psychisch und physisch
- Erinnerungen an Kindheitserlebnisse
- Sehen von Farben in unglaublicher Intensität oder schwarze Wolken. (Je bunter und farbenprächtiger die gesehenen Farben sind, um so harmonischer ist der erreichte Zustand des Patienten. Das Sehen von schwarzen Wolken wird als eine negative Einstellung und unbewältigte Konflikte gedeutet.)

13.4 Die manuelle Lymphdrainage als ergänzende Therapieform

Eine Lymphdrainagebehandlung im Kopfbereich lässt sich weitgehend durch eine craniosacrale Behandlung ersetzen. Umgekehrt ist das natürlich nicht möglich. D.h. bei einer Auflösung vorhandener Restriktionen und Fehlmuster der knöchernen Strukturen kommt es automatisch zu einer Verbesserung des Lymphflusses.
Eine manuelle Lymphdrainage ist aber auf jeden Fall bei Erkrankungen zu empfehlen, die mit einer Behinderung der Sinnesorgane einhergehen. Da man die Lymphdrainage auch täglich einsetzen kann, ist eine momentanere Wirkung zu erwarten, die allerdings nicht so tiefgreifend ist, wie bei der cranialen Therapie. Bei Infekten im Kopfbereich, rezidivierenden Tonsillitiden, Sinusitiden, Polypenbildung der Nasenschleimhaut und Hörstörungen kann man in fast allen Fällen durch die manuelle Lymphdrainage einen operativen Eingriff in Form von Tonsillektomien, Polypenentfernungen oder Einsetzen von Paukenröhrchen vermeiden. Da diese Operationen nur symptomatisch sind und eine Veränderung der Sekrete, bzw. des Lymphabflusses nicht zu erwarten ist, muss man ständig mit Rezidiven und einer Chronizität der Beschwerden rechnen. Eine ideale Lösung ist es, zwischen den cranialen Behandlungen, die ja optimaler Weise im Abstand von 7–8 Tagen stattfinden sollten, täglich oder auch alle zwei Tage eine Lymphdrainage im Kopf- und Mundbereich zu machen. Von allergrößter Wichtigkeit ist hier auch die Drainage des Mundinnenraumes, da die hier liegenden Lymphgefäße für den Abfluss aus dem gesamten Schädel bis auf den Gesichtsbereich zuständig sind.

13.5 Schwangerschaftsbegleitung mit Craniosacraler Osteopathie

Probleme, die während der Schwangerschaft auftauchen, können sehr vielschichtig sein. Ich möchte die Störungen vorstellen, die mir am häufigsten begegnet sind.

Haben die Patientinnen Schmerzen des Bewegungsapparates und treten diese in einem so fortgeschrittenen Stadium der Gravidität auf, dass die Antiphlogistika nicht mehr einsetzbar und auch Manipulationen nicht angezeigt sind, kann ich auf die Craniosacrale Osteopathie zurückgreifen. Diese Therapie ist hier eine zulässige, risikolose, sehr wirksame Methode, der Schwangeren, auch wenn sie fast bewegungsunfähig ist, gezielt zu helfen. Sehr wichtig ist hier die Lagerung. Die Patientin liegt in Seitenlage, und der Ausgleichsgriff Occiput/Sacrum wird durchgeführt. Erst dann erfolgt die Arbeit am Schädel oder der Schulterausgleich bei einer thorakalen Panzerung. Diese Techniken bekommen sowohl der Mutter als auch dem Kind gut. In der Regel sind zwei bis drei Behandlungen bis zur Entbindung notwendig (je nach Schwangerschaftswoche).

Häufig kommen Mutter und Kind nach der Geburt zu einer gemeinsamen Behandlung. Das Kind wird jetzt auf dem Bauch der Mutter behandelt und schläft meistens. Die gemeinsame Behandlung von Mutter und Kind nach der Geburt wirkt regulativ, und der Geburtsstress wird abgebaut.

Merke

Grundsätzlich sollten keine Frauen mit Risikoschwangerschaft behandelt werden, es sei denn, es ist der ausdrückliche Wunsch des Gynäkologen!!!
Man sollte mehr Zeit als bei anderen Behandlungen einplanen. Besondere Aufmerksamkeit gilt der Lage der Patientin.

13.5 Schwangerschaftsbegleitung

Einige Tipps für den Therapeuten

Sei immer entspannt und achte auf die richtige Lagerung des Patienten.

Die alten Meister sagen, wenn du in ein Glas trübes Wasser schaust, kannst du den Boden nicht sehen. Warte, bis der Schmutz sich gesetzt hat, und du wirst klar durch das Wasser sehen können.

Wenn du nicht weißt, wieviel Druck du bei der Behandlung einsetzen sollst, dann drücke noch weniger.

Du kannst den Wind niemals ändern, nur die Segel anders setzen.

Wir können nichts ändern. Es verändert sich.

Versuche deine Meinung nicht vorzufertigen, es passiert immer das, was passieren soll. Vertraue und unterstütze den Prozess.

Wenn du enttäuscht bist, weil du nichts bewirkt hast, bist du ungeduldig und willst etwas erzwingen.

Immer, wenn du deine Arbeit getan hast, ziehe dich zurück. Erwarte von niemandem Dank.

14 Bildgebende Verfahren

MRT-Technik zur Darstellung der Sphenobasilarsynchondrose

Dieses diagnostische Verfahren kann man bei Verdacht auf eine vertikale oder laterale Verschiebung der Sphenobasilarsynchondrose anwenden *(Abb. 14.1)*.

Abb. 14.1 MRT-Darstellung der Sphenobasilarsynchondrose.

14 Bildgebende Verfahren

Die Schnitte werden in zwei Ebenen, sagittal und senkrecht zur Synchondrose, durchgeführt. Es werden 3-mm-Schnitte erstellt. Dann erfolgen Aufnahmen, senkrecht zur Synchondrose, schräg axial T-2 gewichtet.

Die Abbildungen 14.2 bis 14.8 zeigen Beispiele.

MRT-Bild zur Erkennung der Falx cerebri und des Tentorium cerebelli *(Abb. 14.2)*.
Auf solchen Bildern kann man oft Membranasymmetrien erkennen.

Abb. 14.2
MRT-Bild zur Darstellung der Falx cerebri und des Tentorium cerebelli.

Kapitel 14 Bildgebende Verfahren

MRT-Bild zur Darstellung des Atlas und Dens axis *(Abb. 14.3–14.4)*
In diesem Fall handelt es sich um eine Patientin mit starken vegetativen Dysfunktionen wie Ohnmachtsanfällen, Gangunsicherheit, depressiven Verstimmungen und Angstzuständen. Diese Symptome sind aufgetreten nach einem Jeep-Unfall in Nigeria. Die Patientin befand sich zwei Tage im Koma. Sie hatte außerdem eine Claviculafraktur. Trotz mehrfacher neurologischer Untersuchung konnte keine Ursache für diese Symptomatik gefunden werden.

Abb. 14.3
Darstellung des Atlas und Dens axis.

14 Bildgebende Verfahren

Abb. 14.4
Darstellung des Atlas und Dens axis.

Allerdings ergaben die im Anschluss angefertigten MRT-Aufnahmen unter funktionsdiagnostischen Gesichtspunkten die Lösung. Es zeigte sich eine Instabilität des Atlanto-Axial-Gelenks.

Darstellung der Hirnventrikel mit einer Erweiterung des linken Hinterhorns *(Abb. 14.5–14.6).*
Die vermehrte Helligkeit im Bereich des gesamten Gehirns zeigt eine vermehrte Flüssigkeitsansammlung, die zwangsläufig zu einer Hirnatrophie führt.
Trotz der Schwere des Krankheitsbildes zeigt sich seit Beginn der Craniosacralen Therapie eine deutliche Verbesserung der Sensomotorik.

Darstellung des Tentorium cerebelli und der Falx cerebri *(Abb. 14.7)*
Die Vergrößerung des linken Hinterhorns ist ebenfalls erkennbar.
Auf dieser Abbildung sieht man die Erweiterung des Canalis centralis *(Abb. 14.8).*

Abb. 14.5
Hirnventrikel mit Erweiterung des linken Hinterhorns.

Abb. 14.6 Hirnventrikel mit Erweiterung des linken Hinterhorns.

242 Kapitel 14 Bildgebende Verfahren

Abb. 14.7
Das Tentorium cerebelli, die Falx cerebri sowie eine Erweiterung des linken Hinterhorns.

Abb. 14.8
Erweiterung des Canalis centralis.

15 Das orofaziale System aus Sicht der Logopädie

Ute Gerresheim (Logopädin/Heilpraktikerin)

Die Logopädie beschäftigt sich mit der Therapie von Störungen der Sprache, des Sprechens, der Kau- und Schluckfunktionen, der Stimme und des Sprechrhythmus. Das orofaziale System nimmt dabei einen großen Stellenwert ein.
Störungen der Sprachfähigkeit sind z.B. zentrale Sprachstörungen, wie die Aphasien, die hier jedoch nicht besprochen werden sollen. Allerdings befasst sich die Logopädie auch mit Störungen der Sprechfunktionen, wie z.B. bei Dysarthrien, die mit einer zentralen Sprachstörung einhergehen können, oder auch den Facialis- und/oder Zungenlähmungen. In der Therapie dieser Störungen begegnen wir ebenfalls dem orofazialen System.
Bei der Behandlung der kindlichen Sprach-, Sprechstörungen wird das orofaziale System in beinahe allen Therapiesettings gefördert. Vor allem aber in der Therapie der gestörten Saug-, Kau- und Schluckfunktion, wie wir sie z.B. häufig bei Menschen mit angeborenen oder erworbenen Behinderungen finden.
Das orofaziale System stellt das System dar, mit dem der Mensch die gedachte Sprache verständlich macht. Das ist der eigentliche Sprechvorgang. Zum Sprechen benötigt er das koordinierte Zusammenspiel von Muskeln und Erfolgsorganen des Systems. Findet sich ein Ungleichgewicht in diesem System, so kann es nicht nur zu Störungen der Artikulations- (= Sprech-)fähigkeit führen, sondern auch zu wesentlichen Störungen basaler Funktionen
▷ der Atemfunktion
▷ der Saugfunktion
▷ der Kau- und Schluckfunktion.

Kapitel 15 Orofaziales System aus Sicht der Logopädie

Zum genauen Verständnis des Begriffes orofaziales System in der Logopädie bedarf es der Definition. Zum orofazialen System gehören
- die Kaumuskulatur
- die intrinsischen und extrinsischen Zungenmuskeln
- die Muskeln des weichen Gaumens
- die Lippen- und Wangenmuskulatur
- die mimische Muskulatur.

Die genannten Muskeln wirken eng zusammen, indem sie als Teil einer Muskelsynergie aktiv sind. So erklärt sich, dass sich die Störung nur eines Muskels immer auf das gesamte System auswirkt.

Der gemeinsame Nenner, der die einzelnen Teile des orofazialen Systems miteinander verbindet und sie als ein dynamisches System wirken lässt, ist die Funktion.

Die genannten Strukturen des orofazialen Systems können allerdings nur dann wirksam in Funktion treten, wenn die nachfolgenden Elemente berücksichtigt wurden:
- der Reiz
- die Bewegung
- die Zeit.

Der Organismus strebt nicht nur ein Gleichgewicht innerhalb des orofazialen Systems an, sondern auch ein Gleichgewicht zwischen dem orofazialen Komplex und den übrigen Organsystemen des Menschen, ebenso zwischen dem Menschen und dem Kosmos.

Das orofaziale System stellt somit ein Organsystem dar, das durch einen Zusammenschluss verschiedener anatomisch-physiologischer Elemente gebildet wird und dazu dient, die Funktionen ATMUNG – NAHRUNGSAUFNAHME – PHONATION – ARTIKULATION – MIMIK zu entwickeln.

Die Logopädie beschäftigt sich daher mit der Aktivierung einer, mehrerer oder aller dieser aufgeführten Funktionen und somit mit dem Herstellen bzw. dem Wiederherstellen eines Gleichgewichtes.

Aus dem Genannten ergibt sich, dass logopädische Therapie bereits im Säuglingsalter beginnen kann.

15.1 Störung der Saugfunktion bei Neugeborenen und Säuglingen

Der Mund stellt für den Säugling „das Zentrum der Welt" dar. Daraus wird deutlich, welche tiefgreifenden Probleme Störungen im Bereich des orofazialen Systems für das Neugeborene und den Säugling darstellen können. Wenn bereits das Neugeborene aufgrund angeborener oder erworbener Störungen und/oder Erkrankungen Probleme hat, z.B. an der Mutterbrust oder der Flasche zu saugen, werden sich diese Probleme in der Folge nicht nur in der Nahrungsaufnahme, sondern auch in der Entwicklung des Ichs, der Wahrnehmungsfähigkeit, der Motorik, als auch der Sprach- und Sprechfähigkeit auswirken können.

Die emotionalen Probleme, die sich daraus entwickeln können, sind vielfältig, ebenso die Interaktionsstörungen zwischen dem Kind und seiner Umwelt, insbesondere in den ersten Lebensmonaten zwischen ihm und der Mutter.

Exemplarisch soll das Beispiel von Kindern mit hypotoner Gesamtmuskulatur (z.B. bei Kindern mit Trisomie 21) genannt werden:

Diese Kinder zeigen aufgrund ihres angeborenen ganzkörperlichen Hypotonus häufig auch eine eingeschränkte Fähigkeit der Saugfunktion. Wenn das Kind nicht in der Lage ist, aus eigener Kraft zu saugen, wird die physiotherapeutische Therapie einsetzen, um die ganzkörperliche Hypotonie zu beeinflussen und damit auch den orofazialen Komplex zu aktivieren. Trotz intensiver orofazialer Stimulationstherapie kann es allerdings in der Folge zu Problemen mit der Wahrnehmungsfähigkeit intra- und perioral kommen sowie zu Problemen der Mundmotorik. Die bereits im Säuglingsalter einsetzende logopädische Therapie greift diese Förderung des orofazialen Komplexes auf. Sie wird erweitert durch eine enge Zusammenarbeit mit den interdisziplinär arbeitenden Fachgruppen: Physio-, Ergo- und Psychotherapie. Probleme mit der Nahrungsaufnahme bringen meistens auch Probleme in der Interaktion zwischen Mutter und Kind. Die Arbeit am orofazialen System muss äußerst sensibel durchgeführt werden, da der Mundbereich den sensibelsten Bereich des Menschen darstellt. Jede Störung in diesem Bereich kann weitreichendere und tiefgreifendere Störungen zur Folge haben.

Die logopädische Arbeit am orofazialen System beim Neugeborenen oder Säugling wird auf folgenden Ebenen erfolgen:
▷ Beratung und Anleitung der Eltern, Säuglingsschwestern und anderen Personen, die mit der Betreuung und Nahrungsaufnahme des Kindes betraut sind.

Kapitel 15 Orofaziales System aus Sicht der Logopädie

- ▷ Interdisziplinäre Zusammenarbeit mit den anderen behandelnden Therapeuten zur Absprache der einzelnen Therapieziele bzw. -schritte.
- ▷ Anleitung der Eltern in verschieden Therapiekonzepten, wie z.B. der orofazialen Regulationstherapie nach Rudolfo Castillo Morales u.a.
- ▷ Hilfestellung bezüglich der Auswahl von Saugern und/oder Flaschensystemen, wenn trotz Stimulationstherapie das Stillen nicht möglich ist.

In der logopädischen Arbeit ist es unerlässlich, darauf zu achten, ob die Ursache von Saugstörungen möglicherweise auch in einer Blockade der Kopfgelenke begründet ist (sog. KISS-Syndrom). Diese Blockaden können durch Geburtstraumen, Saugglockengeburt oder mögliche andere Probleme während des Geburtsvorgangs bzw. durch die Lage des Kindes im Mutterleib bedingt sein.

Die ausführliche Anamnese mit Angaben der Eltern zum Verhalten des Kindes führt bereits häufig zu dem Verdacht, dass die orofaziale Störung eine tiefergehende Ursache hat.

Eltern berichten sehr häufig, dass das Kind

- ▷ eine bestimmte Lage im Bett ablehne, also z.B. nicht auf dem Rücken liegen wolle
- ▷ viel schreien würde, insbesondere, wenn es hochgenommen oder am Kopf bzw. Gesicht angefasst würde
- ▷ sich wenig bewege, sehr passiv im Bett läge
- ▷ den Kopf schiefhalte.

Zu Beginn der logopädischen Therapie ist daher die Diagnostik durch einen osteopathisch tätigen Heilpraktiker, Arzt oder Physiotherapeuten erforderlich, damit mögliche Blockaden der Kopfgelenke manuell behoben werden können und damit eine ungestörte Entwicklung des Kindes überhaupt erst möglich sein kann.

Auch eine SI-Diagnostik (sensorische Integrationsdiagnostik) durch Ergotherapeuten ist häufig angezeigt. Neben den aufgeführten Blockaden der Kopfgelenke, die zu Saug-, Kau- und Schluckstörungen führen können, kommen auch Tiefensensibilitätsstörungen und andere Störungen der Wahrnehmung als Ursache der Probleme in Frage. So finden wir häufig bei Kindern, die per sectio auf die Welt kommen, Störungen der Tiefensensibilität. Wenn diese vorliegen, muss neben der logopädischen Therapie auch eine ergotherapeutische Therapie bzw. Beratung der Eltern erfolgen.

Ebenso ist die Zusammenarbeit mit geburtshilflichen Kliniken und insbesondere mit Hebammen sinnvoll, um z.B. Eltern von Kindern, die das Licht der Welt per sectio erblickt haben, darüber zu beraten, welche Fördermöglichkeiten die Eltern haben. Eine mögliche Unterstützung ist die Babymassage. Wenn die Tiefensensibilität der Kinder angeregt wird, dann unterstützt diese Massage das Kind dabei, seinen Mundraum besser wahrnehmen zu können, und die Nahrungsaufnahme gestaltet sich möglicherweise dadurch ungestört. Der Mundraum ist unser sensibelstes Tastorgan. Wenn bereits Störungen in der allgemeinen Wahrnehmung der Tiefen- oder auch Oberflächensensibilität des Körpers vorliegen, können wir davon ausgehen, dass sich diese Störungen insbesondere im Mundraum zeigen.

Ursachen dieser Störungen können vielfältig und müssen häufig nicht vordergründig sein. Dennoch sollte versucht werden, die Ursache zu finden, damit eine kausale Therapie möglich wird.

Saugstörungen bei Neugeborenen und Säuglingen sollten frühestmöglich intensiv therapiert werden, damit sich in der Folge das Kind über die Nahrungsaufnahme und die damit verbundenen Funktionen, wie Saugen-, Kauen, Schlucken ungestört entwickeln kann.

Wenn diese Grundfunktionen einen störungsfreien Entwicklungsverlauf nehmen, wird die Basis für die Artikulations-, als auch Sprechfähigkeit und damit Interaktionsfähigkeit des Kindes bereitet.

Die frühe Unterstützung der Eltern und damit auch der Kinder ist grundsätzlich anzustreben. Im logopädischen Alltag werden die Menschen aber häufig erst vorgestellt, wenn sie durch Artikulations- und/oder Zungenfehlfunktionen im Kindes- oder Erwachsenenalter auffällig werden. Sehr häufig erfolgt dann der Kontakt über die Kieferorthopäden bzw. kieferorthopädischen Zahnärzte, da diese Zungenfehlfunktionen zu Kieferanomalien bzw. Zahnfehlstellungen führen können.

15.2 Zungenfehlfunktionen bei Kindern und Erwachsenen

▷ Kau- und Schluckstörungen
▷ Artikulationsstörungen.

Kau- und Schluckstörungen können mit Artikulationsstörungen einhergehen. Sie müssen es aber nicht. Wiederum sind Artikulationsstörungen immer auch Ausdruck von Störungen der Kau- bzw. Schluckfunktion. Diese Erkenntnis beruht auf der Tatsache, dass wir mit den gleichen Organen Nahrung zerkleinern und schlucken, die wir auch für das Sprechen benötigen. Da der menschliche Organismus allerdings in der Lage ist, selbst massive Kau- und Schluckstörungen zu kompensieren, stellen sich diese nicht unweigerlich in Sprechstörungen dar.

Die Ursachen für Kau- und Schluckstörungen können vielfältig sein.
▷ angeborene: bei Lippen-Kiefer-Gaumenspalten oder Syndromen, die mit einer Hypotonie des orofazialen Systems einhergehen.
▷ erworbene: Geburtstraumen, fehlende oder zu geringe sensorische und/oder motorische Erfahrungen im orofazialen Komplex, Angewohnheiten wie das Daumenlutschen, Schnullern, eingeschränkte Nasenatmung aufgrund von adenoiden Wucherungen, Störungen der Wahrnehmung, Blockaden der Kopfgelenke.

Kau- und Schluckstörungen können logopädisch auf unterschiedliche Weise therapiert werden. Die Wahl der Therapie ist abhängig von der Art der Störung, vom Alter des Patienten, dem Kontext, in dem der Patient lebt und dem Repertoire der verschiedenen Therapieansätze, über die der Therapeut verfügt. Beispielhaft sollen hier nur einige Therapieformen – entsprechend dem Alter des Patienten – aufgeführt werden.

Im Säuglings- und Kindesalter
▷ Orofaziale Regulationstherapie nach Castillo Morales
▷ Neuromotorische Entwicklungstherapie nach Padovan.
Vom Kindes- bis zum Erwachsenenalter werden o. g. Therapieformen angewandt, entweder als alleinige Therapie, z.B. bei Dysphagien oder aber auch als unterstützende Therapie.

Im Kindes- und Jugendalter
▷ Myofunktionelle Therapie nach Kittel, Garliner und anderen.

Das grundlegende Ziel der Therapie der Kau- und Schluckstörungen ist das Wiederherstellen des orofazialen Gleichgewichtes und damit die Aktivierung der Kaufunktion sowie das Anbahnen des korrekten Schluckens. Je nach Therapieform erfolgt das über das Erlernen von mundmotorischen Fähigkeiten und/oder das Erlernen des korrekten Schluckmusters. Immer aber ist diese Therapie begleitet von muskelausgleichenden Übungen, die entweder tonisierend oder entspannend wirken.

15.3 Beispielhafte Therapieziele und -schritte in der Logopädie

15.3.1 Arbeit mit Säuglingen und Kleinkindern

Sollte der Säugling z.B. aufgrund vorheriger Sondenernährung keine oder zu wenig Saugerfahrung gemacht haben, so ist das Ziel die Anbahnung der Saugfunktion. Dieses Ziel kann damit erreicht werden, dass logopädischerseits mit der orofazialen Regulationstherapie nach Castillo Morales bei dem Kind die Muskulatur aktiviert wird, die am Saugmechanismus beteiligt ist. Die Eltern werden angeleitet, diese Stimulationen täglich mehrmals durchzuführen, um das Saugen anzubahnen, und damit die Nahrungsaufnahme zu ermöglichen bzw. zu erleichtern.

Es werden auch die sog. Stimulationsplatten nach Castillo Morales eingesetzt. Diese Stimulationsplatten werden durch die Kieferorthopäden in Absprache mit den orofazial tätigen Therapeuten angefertigt. Es sind Gaumenplatten, die mit einem Stimulus versehen werden, um der Zunge einen bestimmten Reiz zu geben. Wenn diese Gaumenplatte verwendet wird, sollte immer auch zugleich eine manuelle Stimulationsbehandlung der Muskulatur durch Therapeuten und Eltern erfolgen.

15.3.2 Arbeit mit Kindern im Vorschulalter

Die orofaziale Regulationstherapie kann in die Therapie mit einfließen. Das bedeutet ebenfalls, dass die Eltern angeleitet werden, z.B. manuell die orofaziale Muskulatur zu stimulieren. Andere Therapiemethoden, wie die Propriozeptive Neuromuskuläre Facilitation können ebenfalls angewandt werden oder aber auch das tägliche Stimulieren mit einem Massagegerät. Immer aber ist die exakte Anleitung der Eltern erforderlich, um neue Fehlfunktionen zu vermeiden und exakte Bewegungsmuster anzubahnen bzw. Muskeln entsprechend ihres Verlaufes zu aktivieren.

Im Vorschulalter erfolgt bereits die aktive Arbeit mit dem Kind. Nach Förderung der Wahrnehmung intra- und perioral werden mundmotorische Übungen durchgeführt, die das Kind spielerisch in den Alltag integrieren und somit einüben kann.

Die Kinder lernen bereits die Ruhelage der Zunge kennen und auch den Ablauf des korrekten Schluckaktes. Ein eigentliches Schlucktraining erfolgt im Vorschulalter eher selten.

Es gibt verschiedene Therapieformen, außerdem werden sowohl Einzel- als auch Gruppentherapien durchgeführt.

Wenn der Schluckakt selbst erlernt werden soll, benötigen wir die intensive Mitarbeit der Kinder. Dieses ist meistens erst im Schulalter, z.B. ab dem 8. Lebensjahr, möglich.

15.3.3 Arbeit mit Jugendlichen im Schulalter und Erwachsenen

Im deutschsprachigen Raum wird die Störung der Zungenfehlfunktion als myofunktionelle Störung bezeichnet. Es erfolgt dann eine sog. Myofunktionelle Therapie, die MFT-Therapie genannt wird.

Nachdem vorbereitende eutonisierende Muskelübungen angeleitet und durchgeführt wurden, erfolgt in der Regel das Anbahnen und Erlernen des korrekten Schluckaktes. Diese Arbeit ist einmal eine verhaltenstherapeutische, zum anderen auch eine muskelaktivierende.

Die Logopädie in Deutschland arbeitet meist nach dem Kittel- bzw. Garliner-Konzept.

Wenn die orofaziale Muskulatur in ein optimales Gleichgewicht gebracht und das korrekte Schluckmuster erlernt wurde, muss die zu Beginn der Therapie noch vorhandene Artikulationsstörung, wie z.B. ein Sigmatismus interdentalis, häufig nicht mehr behandelt werden. Aufgrund der verbesserten Zungenfunktion hat sich dann oft auch ein korrektes Artikulationsmuster eingestellt.

Sollte diese korrekte Lautbildung allerdings nicht eingetreten sein oder mehrere Laute fehlgebildet werden, stellt die Myofunktionelle Therapie die Basis zum Erlernen der korrekten Laute dar.

Meist erfolgt erst im Anschluss an die MFT-Therapie die eigentliche Artikulationstherapie.

Folgende Artikulationsstörungen finden sich häufig mit einer Zungenfunktionsstörung vergesellschaftet:
▷ Fehlbildungen der Zischlaute
▷ Sigmatismus addentalis/interdentalis/lateralis,
▷ Schetismus, Chitismus (S-Sch-Ch)
▷ interdentale Bildung der Alveolarlaute, wie L-D-T-N.

15.3 Therapieziele und -schritte in der Logopädie

Seltener treten auf
▷ Gamma-Kappazismus (G-K)
▷ Rhotazismus (R)
▷ Lambazismus (L)
▷ oder andere Laute.

Artikulations- und Schluckstörungen treten häufig im Zusammenhang mit dem offenen Biss bzw. dem Ungleichgewicht der Lippenmuskulatur auf. Finden wir einen offenen Biss, dann muss logopädischerseits herausgefunden werden, ob die Form zu der Funktionsstörung geführt hat oder die Funktionsstörung zu dieser imponierenden Form.
Ein Beispiel für eine mögliche Ursache stellt die eingeschränkte Nasenatmung dar. Diese kann durch verlegte Atemwege oder adenoide Wucherungen bedingt sein. Wenn die Mundatmung über einen längeren Zeitraum erfolgt, kann sich ein offener Biss aufgrund des fehlenden Lippenschlusses und der damit verbundenen Zungenfehlfunktion bilden. Die logopädische Arbeit muss dann über den interdisziplinären Austausch mit den entsprechenden Fachärzten, wie HNO-Ärzten bzw. Phoniatern erfolgen. In den meisten Fällen ist die Kausalkette nicht mehr nachzuvollziehen, so dass die oben gestellte Frage nicht mehr beantwortet werden kann. Was kam zuerst, die Form oder die Funktion?

Exemplarisch soll aber im Folgenden auf den offenen Biss und die damit verbundene Funktionsstörung der peri- und intraoralen Muskulatur eingegangen werden.

15.3.4 Der offene Biss aus logopädischer Sicht

Im Zusammenhang mit einem offenen Biss finden sich häufig auch Zungenfehlfunktionen und Artikulationsstörungen. Korrektes Schlucken ist nur mit einem Unterdruck in der Mundhöhle möglich. Um einen Unterdruck im Mund herstellen zu können, benötigen wir den Lippenschluss. Besteht dieser Unterdruck, dann ist die Zunge in der Lage, konstant korrekt zu schlucken. Je nach Größe des offenen Bisses ist häufig ein konstanter Lippenschluss nicht möglich, so dass das Schlucken mit geöffneten Lippen erfolgt. Aufgrund des fehlenden Unterdrucks nimmt die Zunge weder die korrekte Ruhelage (an der Papilla incisiva) ein, noch bewegt sie sich in Richtung Gaumen. Der korrekte Schluckakt ist dann nicht möglich, so dass die Zunge – durch den offenen Biss bedingt – addental bzw. interdental schluckt. Diese Fehlfunktion kann zu einem weiteren

Öffnen des bereits offenen Bisses führen. Kompensatorisch gelingt es vielen Menschen, mit einem geringen offenen Biss durch eine Hyperfunktion des Musculus mentalis einen Lippenschluss herzustellen. Dieser kann allerdings nicht konstant gehalten werden. Es handelt sich hierbei um eine Kompensation, die wiederum zu Fehlfunktionen bzw. Problemen führen kann. Die Folge sind u.a. Probleme im Halswirbelsäulen- bzw. gesamten Schulternackenbereich aufgrund der massiven muskulären Anspannung und damit negativen Beeinflussung der Muskelkette.

Die Unterstützung der logopädischen Therapie durch ein sog. biologisches kieferorthopädisches Gerät ist sinnvoll. Z.B. kann eine Bionatortherapie zur Verbesserung der Atemfunktion, der Wirbelsäulenaufrichtung und des Mundschlusses verhelfen.

Alle kieferorthopädischen Geräte, die die Normfunktion berücksichtigen und der Zunge im Mundraum ausreichend Platz lassen, sind u.a. für die gleichzeitige logopädische Therapie sinnvoll.

Eine alleinige logopädische Therapie führt häufig dann nicht zum Erfolg, wenn anatomische Verhältnisse bestimmte Funktionen verhindern. Zu nennen sind da Kieferformen, die der Zunge keine Möglichkeit geben, dass sie angesaugt werden kann (z.B. beim „Gotischen Gaumen"), Zahnfehlstellungen (z.B. starke Protrusion der Frontzähne) oder die weit offen Bisse, die einen Lippenschluss nicht zulassen.

Fragen wir uns während der Therapie, ob der offene Biss zu der Zungenfehlfunktion geführt hat oder aber die Zungenfehlfunktion zu dem offenen Biss, wird durch das oben Gesagte verständlich, dass Form und Funktion sich gegenseitig bedingen.

Die Zusammenarbeit mit den verschiedenen Fachgruppen, die an der Therapie des Patienten mit Kau- und Schluckstörungen sowie der Artikulationsstörungen beteiligt sind, ist unerlässlich. Interdisziplinäre Zusammenarbeit erfolgt daher mit:
- Pädiatern
- kieferorthopädisch tätigen Zahnärzten/Kieferorthopäden
- HNO-Ärzten
- Physiotherapeuten
- Ergotherapeuten
- osteopathisch tätigen Heilpraktikern bzw. Ärzten.

15.4 Auswirkungen von Zungenfehlfunktionen

Zungenfehlfunktionen werden nicht isoliert beurteilt. Liegt ein falsches Schluckmuster vor, dann hat die Fehlfunktion immer Auswirkungen auf das gesamte orofaziale System.

Das orofaziale System besteht aus verschiedenen Muskelgruppen, die zusammengenommen als System aktiv sind. Einen knöchernen Anteil des Systems stellt die Mandibula dar, die als Teil des Gesichtsschädels mit dem Zungenbein über die oberen Zungenbeinmuskeln in Verbindung steht. Die unteren Zungenbeinmuskeln wiederum stehen in Verbindung mit dem Schultergürtel. Der Schädel steht dorsal über die Nacken- und Wirbelsäulenmuskulatur mit dem Schulter- und Beckengürtel in Verbindung so wie die Bauch- und Thoraxmuskulatur den Schulter- und Beckengürtel ventral verbindet. Rudolfo Castillo Morales hat dieses Schema noch durch das Einbeziehen der Füße ergänzt.

Daraus versteht sich, dass das orofaziale System wiederum nur einen Teil des Gesamtsystems Mensch darstellt. Beim Vorliegen einer Zungenfehlfunktion findet sich also nicht nur ein Ungleichgewicht im orofazialen Bereich, sondern im gesamten System Mensch. Insbesondere haben Zungenfehlfunktionen direkten Einfluss auf die Wirbelsäule und damit unter anderem auf die Kopfgelenke.

Beim korrekten Schlucken wird die Kraft der Zunge gegen den Gaumen gerichtet. Der Mensch schluckt durchschnittlich 2.000×/24 Stunden. Während eines jeden Schluckaktes übt die Zunge einen Druck von ca. 2–3 kp aus. Wenn dieser Druck nicht gegen den Gaumen gerichtet wird, sondern addental oder interdental frontal oder lateral, dann werden Kräfte entgegen die Aufrichtung wirksam und beeinträchtigen damit automatisch über die Muskelsynergie vor allem die Nacken- und Wirbelsäulenmuskulatur. Außerdem richtet sich diese Kraft gegen das Gleichgewicht der Schädelknochen (craniales System).

Bei Kräften, die nicht physiologisch-funktionell wirksam werden, wird das gesamte craniosacrale System negativ beeinflusst. So kann die Zungenfehlfunktion nicht nur zu Problemen mit dem Kieferwachstum, der Zahnstellung und der Atmung führen, sondern zu erheblich weitreichenderen Störungen.

Aufgrund der genannten Zusammenhänge zwischen dem orofazialen System und dem gesamten Körper, insbesondere dem Schädel, wird verständlich, dass viele Patienten, die logopädisch behandelt werden, Beschwerden, wie z.B. Gleichgewichtsprobleme, Kopfschmerzen, Skoliose, Beckenschiefstand und Fehlstellungen der Füße aufweisen. Auch können emotionale Probleme sehr häufig durch das Ungleichgewicht bei Funktionsstörungen im orofazialen Bereich auftreten.

Aus ganzheitlich logopädischer Sicht sollten Zungenfehlfunktionen immer als Störung des Gesamtsystems Mensch angesehen werden. Die Therapie sollte daher eingebettet in ein Gesamtkonzept geplant und durchgeführt werden.

16 Kieferorthopädie

Dr. Gisela Zehner (Zahnärztin)

Die Kieferorthopädie ist ein Spezialgebiet der Zahnheilkunde, das sich mit der Entstehung, Vorbeugung und Behandlung von Form- und Funktionsfehlern des Kauorgans befasst.

Das Kauorgan ist kein einheitliches anatomisches Gebilde, sondern zu ihm gehören unterschiedliche Gewebeteile, die für einen normalen Kauvorgang von Bedeutung sind
▷ Kieferknochen und ihre Muskulatur
▷ die Zunge
▷ die Zähne.

Alle diese Teile des Kauorgans beeinflussen sich gegenseitig und wirken außerdem noch mit den angrenzenden Knochen- und Weichgewebeteilen zusammen, so dass im Normalfall ein gutes Gleichgewicht der muskulären und knöchernen Teile des ganzen Menschen von Kopf bis zu den Füßen besteht. Wird diese Balance an einer Stelle gestört, kann das Auswirkungen auch an ganz entfernt liegenden Körperpartien haben.

Das System als Ganzes wird zwar nicht arbeitsunfähig, wenn ein Teil schwächer wird oder ganz ausfällt, aber die anderen Organteile müssen sich anpassen, und das kann zu Überbelastungen und auch Schäden führen.

Manche Störungen sind ursächlich im Kauorgan begründet. Sie können sich auf das gesamte muskuläre Gleichgewicht, die Haltung und Statik des ganzen Körpers auswirken.

Umgekehrt ist es natürlich auch möglich, dass die Ursache einer Fehlentwicklung der Kiefer und des Kauorgans in einer Haltungsschwäche liegt, die durch eine falsche Kopfhaltung zur Kieferverformung oder -fehlstellung führt. Meist kann die eigentliche Ursache gar nicht mehr genau ermittelt werden, deshalb ist eine umfassende ganzheitliche Diagnose bei jeder kieferorthopädischen Behandlung notwendig.

Kapitel 16 Kieferorthopädie

Die Funktion bestimmt die Form

Verantwortlich für Störungen im Kieferbereich ist entweder eine falsche Funktion der Muskeln, welche dann zur Knochenverformung führen kann, oder eine angeborene bzw. vererbte abnormale Kieferknochenform, die eine normale Funktion nicht oder nur erschwert möglich macht.

In beiden Fällen ist ein ganzheitlicher Ansatz zur Therapie notwendig, denn allein das mechanische Ausrichten der Zähne ohne Änderung der Muskelfunktion kann nur zu vorübergehenden Erfolgen führen.

Die Fehlfunktion der Muskeln wird über kurz oder lang zur Kieferfehlstellung oder Knochenverformung führen, wenn sie nicht mitbehandelt wird. Ist auf Grund einer vererbten Kieferform eine Normalisierung der Muskelfunktion nicht zu erreichen, kann in Ausnahmefällen auch eine operative Kieferkorrektur notwendig werden (Lippen-, Kiefer-, Gaumenspalten, Progenie).

Die meisten Fälle von Kieferfehlstellungen sind allerdings hauptsächlich auf Grund von Fehlfunktionen der umgebenden Muskulatur entstanden oder sie sind mit einer solchen Muskelfunktionsstörung verbunden und somit auch für die Behandlung gut zugänglich.

Als Beispiel sei hier der offene Biss aufgrund einer Zungenfehlfunktion und schlaffen Mundmuskulatur erwähnt.

Durch zu schwache Lippenmuskeln und einen falschen Zungendruck beim Schlucken – die Zunge drückt sich zwischen die Frontzähne – können die Zähne nicht gerade wachsen, es entsteht ein offener Biss, und der Patient kann nicht abbeißen.

Dies hat natürlich Folgen, nicht nur für das Kauorgan, sondern auch für die Verdauungsorgane, da die Nahrung nicht richtig zerkleinert werden kann, und für die psychisch-geistige Entwicklung.

Kinder mit offenem Biss, schwachen Mundmuskeln und dadurch ständiger Mundatmung sind auch in ihrer geistigen Entwicklung meist recht schwerfällig.

Eine Zahnkorrektur und somit das Schließen des offenen Bisses kann nur erfolgreich sein, wenn der Patient das richtige Schlucken erlernt, die Lippenmuskulatur gekräftigt und eine gute Nasenatmung trainiert wird – erst dann können die Frontzähne mit kieferorthopädischen Behandlungsgeräten verlängert und der offene Biss geschlossen werden. Der Patient kann wieder richtig zubeissen, was sich oft auch in einer psychischen Veränderung ausdrückt. Nicht umsonst gibt es im Sprachgebrauch Begriffe wie „er hat Biss" oder „er kann sich durchbeißen".

Besteht auch eine Rücklage des Unterkiefers, kann sich das auf die Halswirbelsäule und somit über die Wirbelkette auf das Becken und die gesamte Körperstatik auswirken, es entstehen Haltungsschäden, die ebenfalls während der kieferorthopädischen Behandlung mit korrigiert werden müssen. Eine Aufrichtung nicht nur der Zähne, sondern auch des ganzen Körpers, führt auch zu mehr „Aufrichtigkeit" und Selbstbewusstsein und wirkt sich somit positiv auf die psychische Verfassung und Entwicklung der gesamten Persönlichkeit aus.

Interdisziplinäre Therapie

Eine Behandlung sollte immer interdisziplinär erfolgen. Neben der Kieferentwicklung und Korrektur der Zahnstellung mittels Zahnspangen, die natürlich für den Kieferorthopäden die wichtigste Behandlungsmethode darstellt, ist eine Zusammenarbeit mit anderen Fachgebieten unumgänglich. Hervorzuheben ist hier vor allem die gemeinsame Behandlung eines Patienten mit Logopäden, Osteopathen, Physiotherapeuten und Orthopäden, ohne die der Erfolg einer kieferorthopädischen Therapie oft ausbleibt. Aber auch mit HNO-Ärzten, Kinderärzten oder Heilpraktikern und Psychologen kann eine Zusammenarbeit notwendig werden.

16.1 Die Entwicklung einer Kieferanomalie

Wie bereits beschrieben, sind für die Entstehung von Zahnfehlstellungen und Kieferanomalien, wie z.B. Schmalkiefer und Zahnengstand oder offener Biss, neben den Prozessen im Stoffwechsel und anatomischen Besonderheiten vor allen Dingen eine Fehlfunktion der orofazialen Muskulatur mit falscher Atmung (Mundatmung), eine unkorrekte Zungenlage mit falschem Schluckverhalten sowie eine allgemeine Haltungsschwäche verantwortlich.

Bei der Mundatmung kommt es zu schlecht entwickelten Nasennebenhöhlen und dadurch bedingt zu einem hohen, spitzen und schmalen Gaumen. In einem solchen Fall sind Zahnengstand und Platzmangel für die Zunge unvermeidbar. Die Zunge bleibt im Unterkiefer liegen, was ein falsches Schluckverhalten, Sprechstörungen und eine veränderte Lage des Zungenbeines nach sich zieht. Dies wiederum führt zu Fehlentwicklungen im muskulären Bereich.

Durch die Mundatmung kommt es auch zu einer Erschlaffung der Lippenmuskulatur.

Lippenschwäche und falsche Zungenlage begünstigen die Entstehung von Zahnfehlstellungen, aber auch eine Verlagerung des gesamten Unterkiefers kann hierdurch bedingt sein. Dies wirkt sich wiederum ungünstig auf die Entwicklung der Halswirbelsäule und somit des gesamten Skelettsystems aus.

Schlechte Durchatmung der Nasennebenhöhlen führt außerdem zur Ansammlung von Gewebewasser, zu sogenannten Lymphstaus. Ein guter Lymphabfluss ist aber sehr wichtig für den Abtransport von Zellstoffwechselschlacken, deshalb führt ein Lymphstau zu Stoffwechselstörungen im Gewebe.

Ist die Lymphe im vorderen Kopfbereich gestaut, kann sich dies bis in das Zentrale Nervensystem fortsetzen und führt dann zum Krankheitsbild der lymphostatischen Enzephalopathie, das von Prof. Földi aus Freiburg beschrieben wurde. Neben häufigeren Erkältungskrankheiten kann deshalb ein Lymphstau auch zu einer Verzögerung der körperlichen und geistigen Entwicklung und Reifung führen.

Der Beginn solcher Entwicklungstörungen liegt oft bereits im Säuglingsalter. Wird ein Kind nicht ausreichend gestillt, kann es ein normales Saug- und Schluckverhalten nicht erlernen. Das Saugbedürfnis wird durch übermäßiges Nuckeln an Daumen oder Gummisauger gestillt, was eine natürliche Mundraumentwicklung behindert, die Zungenhaltung beeinflusst und zu einer Rückverlagerung des Unterkiefers führt. Das Stillen ist aber nicht nur als gesundes Training von Zunge und Mundmuskulatur zu verstehen. Auch der Unterkiefer wird dabei in die richtige Lage zum Oberkiefer gebracht, und beim Säugling entwickelt sich eine gute Nasenatmung. Außerdem ist eine harmonische Mutter-Kind-Beziehung, die durch das Stillen gefördert wird, für die weitere psychische Entwicklung des Kindes von ausschlaggebender Bedeutung.

Kieferfehlentwicklungen sind nämlich häufig auch Ausdruck psychischer Probleme. Zu oft wird die Psyche des Patienten vergessen, denn gerade Verspannungen der Hals- und Lendenmuskulatur, Fehlhaltungen, hastiges Essen und vieles andere mehr haben oft ihre Ursachen in seelischen Konflikten. Darauf sollte bei der Behandlung von Kieferanomalien ebenfalls stärker geachtet werden.

Fehlentwicklungen im Kopfbereich haben nun auch ihre Auswirkungen auf den gesamten Körper. Wenn sich die Kiefer nicht harmonisch ausformen können, werden sich auch angrenzende Körperteile wie Kopfgelenke, Halswirbelsäule und die entsprechenden Muskeln nicht ganz normgerecht entwickeln. Die Muskelbalance der Kopf-Nacken-Region ist dann gestört, und es kommt über die Gelenk- und Muskelketten zu Veränderungen in den Hüft- und Kniegelenken oder sogar zur Verkürzung eines Beines.

16.2 Ganzheitliche Therapie

16.2.1 Prophylaxe

Zu einer ganzheitlichen kieferorthopädischen Behandlung gehört es nun in erster Linie, einer solchen Fehlentwicklung vorzubeugen. Diese Vorbeugung beginnt mit einer Aufklärung der werdenden Mutter über die Notwendigkeit des Stillens nicht nur als gesündeste und natürlichste Ernährung, sondern auch im Hinblick auf die körperliche und seelische Entwicklung und die Mundraumausformung beim Kind.

Übungen zum Lippenschluss und zur Förderung der Nasenatmung sind im Kleinkindalter äußerst wichtig, denn viele Kinder haben ständig eine offene Mundhaltung. Die Eltern und Bekannten gewöhnen sich an diesen Anblick, ohne dabei Schlimmes zu ahnen. Der fehlende Lippendruck führt dazu, dass die Zunge den Mundraum beim Schlucken nach vorn abschließen muss.

Der seitliche Druck der Wangenmuskulatur überwiegt, und der Kieferknochen verformt sich. Es kommt zu einem Schmalkiefer mit Zahnengstand oder zum offenen Biss und zu einem falschen Schluckmuster, einer Zungenfehlfunktion.

Die folgenden Übungen sollen als Anregung für ein spielerisches Lippenmuskeltraining im Kleinkindalter dienen:

- Getränke möglichst mit dem Strohhalm trinken
- Melodien summen lassen, Kammblasen, Pfeifen
- kleine Blättchen aus Kunststoff oder Streifen aus Esspapier zwischen die Lippen legen
- Wettkämpfe veranstalten: Wer kann am längsten einen Knopf am Faden mit den Lippen halten? Wer bläst eine Wattebausch am weitesten? Tauziehen mit zwei Knöpfen, die mit einem Faden verbunden sind und mit den Lippen gehalten werden.

Diese Übungen machen den Kindern Spass und können zu Hause, auf einem Spaziergang oder auch auf einer längeren Autofahrt durchgeführt werden.

Natürlich führt auch das ständige Nuckeln an Daumen, Fingern, Sauger oder Nuckelflasche zu Störungen der Kieferentwicklung. Das Abgewöhnen von Lutschunarten unter Verwendung von Mundvorhofplatten oder Lutschkalendern ist hier das Mittel der Wahl. Bereits in diesem Alter sollte bei einer Störung des orofazialen Gleichgewichtes, also der gesamten Mund- und Zungenmuskulatur, eine Vorstellung des Kindes beim Logopäden erfolgen.

Bei Haltungsschwäche oder bereits ausgeprägteren Haltungsstörungen sind Craniosacrale Therapie und krankengymnastische Behandlung unerlässlich, um die körperliche Entwicklung – und somit auch das Kieferwachstum – wieder in rechte Bahnen zu lenken. Ist es allerdings bei einem Kind bereits zu einer Kieferfehlentwicklung gekommen, soll diese möglichst auf natürlichem Wege reguliert werden.

16.2.2 Apparative Behandlung

Mit den Methoden der ganzheitlichen Kieferorthopädie werden die körperlichen Wachstumskräfte stimuliert und trainiert, so dass eine harmonische Mundraumentwicklung ermöglicht wird. Mit speziell konstruierten Behandlungsapparaten wird die Kieferentwicklung wieder in normale Bahnen geleitet.
Die beiden Zahnspangen – der Bionator nach Prof. Balters und der Funktionsregler nach Prof. Fränkel – sind von ihrer Konstruktion her zwar sehr unterschiedlich, ihre Wirkung ist allerdings sehr ähnlich. Die Zungenlage wird korrigiert und der Lippenschluss gefördert, was wiederum die Nasenatmung anregt. Nasenhöhle und Nebenhöhlen entwickeln sich, der Gaumen wird höher und breiter, und die Zunge findet im Gaumengewölbe mehr Platz. Gewebe und Muskulatur lockern sich, der Stoffwechsel wird optimiert und Lymphstaue lösen sich auf. Zudem führt eine Verlagerung des Unterkiefers in die normale Stellung zu einer Verbesserung der Kopfhaltung und Aufrichtung der Halswirbelsäule. Somit wird das Wachstum des gesamten Skelettsystems günstig beeinflusst.
Die Zähne stellen sich während dieser Behandlung fast von allein richtig im Zahnbogen ein, denn die Zahnklammern liegen völlig lose im Mund und bewegen die Zähne nicht mit Druck. Zur mechanischen Unterstützung dieser Therapie werden unter Umständen auch noch andere Geräte benötigt, z.B. sogenannte Crozat-Apparaturen. Diese Zahnspangen bestehen nur aus dünnen, hochelastischen Drähten, die individuell für jeden Patienten gebogen und gelötet werden. Damit ist ein gezieltes und sanftes Bewegen der Zähne möglich, ohne dabei den Zahnhalteapparat übermäßig zu belasten und ohne die Mundraumentwicklung zu beeinträchtigen, denn die Zunge hat in dieser Zahnklammer genügend Platz und wird beim Schlucken nicht behindert. Besonders wertvoll sind diese Geräte bei der Lückenöffnung, wenn der Platz für bestimmte Zähne zu stark eingeengt ist.
Selbstverständlich können alle diese Zahnspangen ihre Wirkung nur dann voll entfalten, wenn sie von den Kindern auch getragen werden. Das bedeutet, dass sie außer zum Essen und beim Sport möglichst immer im Mund sein sollten. Der Mundraum kann sich nur entwickeln, wenn die Geräte auch während der Funktion – also beim Sprechen, Schlucken und Atmen – im Mund sind. Ein längeres

Aussetzen der Klammern führt wiederzu einer Rückentwicklung, und wenn die Zahnspangen nur nachts im Mund sind, haben sie keine ausreichende Wirkung. Eine Ausheilung der Kieferanomalien ist also nur bei guter Mitarbeit der Kinder möglich.

Die Anwendung von starren Druckkräften, wie sie z.B. bei festen Klammern wirken, oder das Ziehen von Zähnen ist in der ganzheitlichen Kieferorthopädie nur bei extremen Zahnfehlstellungen nötig, oder wenn der Patient die Behandlungsgeräte nicht ausreichend trägt.

16.2.3 Begleitbehandlungen

Aber nicht nur das konsequente Tragen der Geräte ist für den Behandlungserfolg von Bedeutung, das Kind muss darüber hinaus aktiv an der Behandlung beteiligt sein. Eine ausgewogene Körperaktivität und bestimmte Haltungs- und Atemübungen sind während der Kieferregulierung sehr wichtig. Auch Heileurythmie unterstützt die Kieferentwicklung und ist während der kieferorthopädischen Behandlung oft sehr sinnvoll. Regelmäßiges Zungentraining, nach Möglichkeit unter fachlicher Anleitung eines Logopäden, ist bei Zungenfehlhaltungen unerlässlich. Der Lippenschlussgymnastik kommt während der Behandlung große Bedeutung zu. Vitalstoffreiche, vollwertige Ernährung ist selbstverständlich Voraussetzung für eine gute Funktion des Stoffwechsels und die Vermeidung von Lymphstauen. Bei stärkerem Stau von Gewebewasser ist manuelle Lymphdrainage zur Verbesserung des Lymphabflusses angezeigt.

Diese Lymphtherapie ist zur Anregung des Abtransportes von Stoffwechselschlacken für den Erfolg der ganzheitlichen kieferorthopädischen Behandlung sehr bedeutungsvoll und sollte durch Einsatz homöopathischer Mittel noch unterstützt werden.

Zur allgemeinen Unterstützung der Entwicklung eines Kindes bringt die Behandlung mit homöopathischen Einzelmitteln (Konstitutionstherapie) oft ungeahnte und tiefgreifende Veränderungen mit sich. Eine solche Harmonisierung des gesamten Organismus wirkt sich selbstverständlich auch positiv auf die Entwicklung des Kauorgans aus und ist somit für die kieferorthopädische Behandlung von großem Vorteil. Ebenso fördert die Anwendung magnetischer Felder bei der Kieferregulierung die Stoffwechselvorgänge.

Von großer Bedeutung ist die psychische Verfassung des Patienten für den Erfolg einer ganzheitlich ausgerichteten Kierferorthopädie. Als psychologische Therapieform wird die Funktionsanalyse nach Prof. Lüscher während der Kieferregulierung eingesetzt.

Literatur

Arolser Schriften II, Tinnitus Klinik Arolsen, Praktische Aspekte der Retraining- und Hörtherapie
Anthony, C. P., Thibodeau, G. A.: Anatomia y Fisiologia (Interamericana, Mexico, D.F.) 1987
Bahnemann, F.: Anthropologische Grundlagen einer Ganzheitsmedizin (Haug Verlag, Heidelberg) 1992
Biedermann, H.: KISS-Kinder, Manualtherapie bei Kindern (Enke, Stuttgart) 1996
Blakeslee, T. R.: Das rechte Gehirn (Aurum Verlag, Freiburg im Breisgau) 1982
Brokmeier, A. A.: Manuelle Therapie (Enke, Stuttgart) 1996
Brookes, D.: Osteopatia Craneal (Ediciones bellaterra, Barcelona) 1982
Buchmann, J., Weber, K.: Weiche Techniken in der Manuellen Medizin (Hippokrates, Stuttgart) 1994
Garliner, D.: Myofunktionelle Therapie in der Praxis (Dinauer Verlag, Germering) 1989
Castillo Morales, R.: Die Orofaziale Regulationstherapie (Pflaum Verlag, München) 1991
Cohen, D.: Introduccion a la Terapia Sacrocraneal (Mandala Ediciones, Madrid) 1997
Coster de, M., Pollaris, A.: Viszerale Osteopathie (Hippokrates, Stuttgart) 1995
Cramer, A., Doering, J., Gutmann, G.: Geschichte der manuellen Medizin (Springer, Berlin) 1990
Dittel, R.: Schmerz und Physiotherapie (Gustav Fischer Verlag, Stuttgart) 1992
Frisch, H.: Programmierte Therapie am Bewegungsapparat (Springer, Berlin) 1999
Garliner, D.: Myofunktionelle Therapie in der Praxis (Dinauer Verlag, Germering) 1989
Gehin, A.: Atlas of Manipulative Techniques for the Cranium & Face (Eastland Press, Seattle) 1985
Gleditsch, J. M.: Reflexzonen und Somatotopien (WBV Biologisch-Medizinische Verlagsgesellschaft, Schorndorf) 1983
Gutmann, G.: Funktionelle Pathologie und Klinik der Wirbelsäule (Gustav Fischer Verlag, Stuttgart) 1984
Hansen, K. : Segmentale Innervation – Ihre Bedeutung für Klinik und Praxis (Quintessenz Bibliothek, Berlin) 1993
Heydenreich, A.: Innere Erkrankungen und Auge (Enke, Stuttgart) 1979

Lehnert-Schroth, C.: Dreidimensionale Skoliosebehandlung (Gustav Fischer Verlag, Stuttgart) 1986
Liem, T.: Kraniosakrale Osteopathie (Hippokrates Verlag, Stuttgart) 1998
Lomba. J.A., Peper, `.: Handbuch der Chiropraktik und strukturellen Osteopathie (Haug Verlag, Stuttgart) 1997
Mackenzie, J.: Krankheitszeichen und ihre Auslegung (Verlag von Curt Kabitzsch, Würzburg) 1913
Medina Ortega, P.: Sacro Craneal, Tratado de Osteopathia Integral (Centro Gaia, Madrid) 1995
Meyers Lexikonverlag: Geschichte der Medizin in Schlaglichtern (Meyers Lexikonverlag, Mannheim) 1990
Möckel, E., Noorjhan, M.: Handbuch der pädiatrischen Osteopathie (Urban & Fischer) 2005
Moore, K. L.: Embryologie (Schattauer, Stuttgart) 1985
Naegeli, O.: Nervenleiden und Nervenschmerzen (Haug Verlag, Heidelberg) 1978
Oelmann, K.: Anatomie für Bioenergetische Analytiker (Arbeitsblätter für Bioenergetische Analyse)
Pischinger, A.: Das System der Grundregulation (Haug Verlag, Heidelberg) 1985
Pschyrembel: Klinisches Wörterbuch (de Gruyter, Berlin) 1982
Rang, Höppner: CSO, Craniosacral Osteopathie (Hippokrates, Stuttgart) 1997
Ricard, F.: Tratamiento Osteopatico de las Lumbalgias y Ciaticas (Mandala Ediciones, Madrid) 1993
Richard, R.: Lesions Osteopathiques Du Sacrum, (Maloine S.A. Editeur, Paris) 1985
Rohen, J. W.: Funktionelle Anatomie des Nervensystems (Schattauer, Stuttgart) 1985
Roulier, G.: La Practica de la Osteopatia (Edaf, Madrid) 1995
Sergueef, N.: Die Kraniosakrale Osteopathie bei Kindern (Verlag für Osteopathie Dr. Erich Wühr, Kötzing) 1995
Schade, J.P.: Die Funktion des Nervensystems, Einführung in die Neurologie (Gustav Fischer Verlag, Stuttgart) 1971
Schalch, F.: Schluckstörungen und Gesichtslähmung (Gustav Fischer Verlag, Stuttgart) 1994
Stone, C.: Die inneren Organe aus der Sicht der Osteopathie (Verlag für Ganzheitliche Medizin Dr. Erich Wühr GmbH, Kötzing) 1996
Upledger, J. E.: Lehrbuch der Craniosakral-Therapie (Haug, Heidelberg) 1999
Voss-Herrlinger: Taschenbuch der Anatomie, Band 2-4 (Gustav Fischer Verlag, Heidelberg) 1986

Sachverzeichnis

A

abdominale Panzerung 221
Alae majores 65
Alae minores 65
American School of Osteopathy 15
Apgar-Index 55
Arachnoidalhaut 20
Arachnoidea 26, 27
Arcus anterior 72
Arcus posterior 72
Artikulationsstörungen 247
Atlas 72
Autismus 143

B

Babymassage 247
Balters 260
Beckendurchmesser 46
Beckenpanzerung 222
Beugung 18
Biomechanik 205
– des Kiefergelenks 205
Bionator 170, 252, 260
Bionator-Therapie 208
Biss, offener 251
Bobath 65
Brustpanzerung 218
Brustpumpe 219
Buccinator-Mechanismus 86

C

Caput succedaneum 45
Castillo Morales 246, 248, 249, 253
Cerebellum 229
Cerebrospinalflüssigkeit 24
Cerebrum 229
Chakren 217
Collare Panzerung 216
Concha nasalis inferior 165
craniosacrales System 15
craniosacraler Puls 16

craniosacraler Rhythmus 16
Crozat-Therapie 208
CV4-Griff 133

D

Diaphragma selli 30
Diaphragmale Panzerung 221
Diaphragmata 212
Dura 20
Dura mater 20, 27
Dura mater spinalis 26
Dura und Pia mater 20
Duralmembran 20
Dysbiose 78
Dysfunktionen des Temporomandibulargelenks 206

E

endolymphatisches System 141
Energiezyste 214
Entwicklungsverzögerung, psychomotorische 56
Enzephalopathie, lymphostatische 258
Extension 18
extracraniales Membransystem 33

F

Falx cerebelli 30
Falx cerebri 20, 26, 28, 30
Faszien 212
Flexion 18
Földi 258
Fontanellen 59, 73
Fonticuli mastoidei 73
Fonticuli sphenoidales 73
Fonticulus frontalis 73
Fonticulus occipitalis 73
Foramen jugulare 31
Foramen magnum 59
Foramina interventricularia 25
Formatio reticularis 230

Fränkel 260
Fruchtwalze 45
Funktionsanalyse 261
Funktionsregler 260

G
Garliner 248
Garliner-Konzept 250
Gaumen 84
Geburtstrauma 50
– physiologisches 49
Geburtszange 52
Gesichtsschädel 58
Gomphosis 36

H
Heileurythmie 261
Hellbrügge 56
Hinterhauptcondylen 126
Hirn- und Gesichtsschädel 58
Hirnstamm 229
Hypophyse 150, 152, 162

I
Inferior-vertical Strain 119
inframandibuläres Dreieck 184
Integrationsdiagnostik, sensorische 246
intracraniales venöses System 31
ISG- und SIG-Dysfunktionen 76

K
Kaiserschnitt 51
Kau- und Schluckstörungen 247
Kieferanomalie 257
Kieferfehlstellungen 256
Kiefergelenk 200
Kieferorthopädie 255, 260
Kiss-Syndrom 57, 65, 66, 77, 78, 128, 246
Kiss-Syndrom, Symptome 80
Kittel 248
Kittel-Konzept 250
Konstitutionstherapie 261
Kopfgeschwulst 45
Kopfzonen 57

L
Lateral Strain 67, 162
limbisches System 229, 230
Liquor 20, 24
Liquor cerebrospinalis 23, 41
Listening 58
Littlejohn 184
Lüscher 261
Lymphdrainage 233, 261
lymphostatische Enzephalopathie 258
Lymphpumpe 41
Lymphsystem 32

M
M. pterygoideus lateralis 155
M. pterygoideus medialis 154
Mandibula 71, 176
Massae laterales 72
Mastoid 139
Maxilla 71, 169
Medulla spinalis 21
Membransystem 31
– extracraniales 33
Membrantechnik 129
Meningen 26
MFT-Therapie 250
Migräneanfälle 39
Mittelhirn 229
MRT-Technik 236
myofunktionelle Therapie 248, 250

N
Nervus abducens 187
Nervus accessorius 193
Nervus facialis 189
Nervus glossopharyngeus 191
Nervus hypoglossus 194
Nervus intermedius 189
Nervus oculomotorius 186
Nervus olfactorius 185
Nervus opticus 186
Nervus trigeminus 188, 230
Nervus trochlearis 187
Nervus vagus 192
Nervus vestibulocochlearis 190

Sachverzeichnis

O

oculare Panzerung 216
offener Biss 251
orale Panzerung 216
orofaziale Regulationstherapie 246, 248, 249
orofaziales System 243, 253
Os coccygis 210
Os ethmoidale 71, 161
Os frontale 69, 133
Os hyoideum 183
Os lacrimale 164
Os occipitale 61, 125
Os palatinum 174
Os parietale 71, 145
Os sacrum 210
Os sphenoidale 65, 150
Os temporale 69, 139, 203
Os vomer 84, 162
Os zygomaticum 157
Ossa nasalia 165

P

Padovan 248
Pars basilaris 61
Pars petrosa 69
Pars tympanica 69
Partes laterales 61
physiologisches Geburtstrauma 49
Pia mater 20, 27
Plexus choroideus 23
Pons 229
Processus pterygoidei 65
psychomotorische Entwicklungsverzögerung 56

R

Refluxsymptome 78
Reich 215
Reticularisformation 229

S

Saugfunktion 245
Saugglocke 51
Schädelbasis 114
Schädelbeweglichkeit 33
Schädelnähte 33
Schluckstörungen 247
Schmerzlinderung 44
Schwangerschaft 234
Schwindel 141
Sectio 49
Segmentdiagnostik 57
sensorische Integrationsdiagnostik 246
SI-Diagnostik 246
Siebbeinzellen 84, 85
SIG-Dysfunktionen 76
Skoliosen 28
Sonnenuntergangsphänomen 52
Sphenobasilargelenk 65, 114
Sphenobasilarsynchondrose 236
Sphenoid 28
Sphenoidfehlstellungen 150
Squama 61, 69
Still-Point 39, 41, 64
Stimulationsplatten 249
Streckung 18
Sutherland 15
Sutura lumbosa 36
Sutura plana 36
Sutura serrata 36
Sutura squamosa 36
suturale Funktionsstörung 35
Suturen 33
Suturenimpuls 50
Suturenrestriktionen 44
Symmetriestörung, kopfgelenkinduzierte 77
Synchondrose 36, 114
Synchondrosis sphenobasilaris 36, 111, 120, 121
Syndesmose 36

T

Temporomandibulargelenk, Dysfunktionen 206
Tendomyotische Kette 222
Tentorium cerebelli 20, 26, 28, 29, 37
Thalamus 18
thorakale Panzerung 218
Tiefensensibilität 49
Tinnitus 141

Sachverzeichnis

Trauma 212
Traumatisierungen 214

U
Unwinding 64
Upledger 143, 231

V
Visualisierungsvermögen 58
Vojta 54, 65

W
Würgereflex 175

Z
Zähne 207
Zahnersatz 170
Zangenextraktion 52
Zungenfehlfunktion 247, 256
Zungentraining 261
Zwerchfellhochstand 218

Verzeichnis der Grifftechniken

Anhebung des Os frontale   136
Anhebung des Os frontale bei Säuglingen   70
Anhebung des Os parietale bei Säuglingen   147
Atlas-Stimulierung   72

Beckendrehtechnik im Liegen   102
Behandlung des Os frontale und Os hyoideum   183
Bilaterale Nebennierentechnik zum Stressabbau (nach Selyes Stresskonzept)   97
Bimanuelle Beckentechnik in Reiterstellung   101
Brustkorbtechnik 1   94
Brustkorbtechnik 2   94
Brustkorbtechnik 3   95
BWS- und kostovertebrale Technik auf dem Schoß des Therapeuten   109
BWS-Technik zur Deblockierung (in Reiterstellung)   96
BWS-Technik zur Deblockierung der kostovertebralen Gelenke   110

CV4-Technik   40

Dehnung der oberen Thoraxapertur   108
Dekompression der Sutura sagittalis   38
Dekompression des Oberkiefers   172
Dekompression des Os frontale   135
Dekompression des Sphenobasilargelenks   123
Dekompression des Unterkiefers   179
Die Sacro-lateral-Technik beim Kind in Seitenlage (Quadrantentechnik) mit fortgesetztem Kontakt über LWS und BWS   75
Die Sacro-occipital Technik in Seitenlage   226
Drei-Punkte-Kontakt zur Behandlung des M. digastricus und Os hyoideum   182

Einseitige Ohrzugtechnik in Seitenlage   142
Energiezuführungstechnik   43
Entlastungstechnik Peritoneum   99
Entspannung des Diaphragma pelvicum   223
Entspannung des Zwerchfells   221
Externe Unterkiefertechnik   180

Fahrradlenker-Griff   158
Faszientechnik für Restriktionen im supradiaphragmalen Bereich – Brustpumpe   219
Fingertechnik zur Dekompression der Ossa nasalia   167
Fliegergriff   98
Fronto-occipitale Technik   128
Fronto-occipitale Technik bei Kleinkindern   61

Harmonisierung des Umbilicus   97
Hepato-frontale Technik (Energietechnik)   90
Hepato-sphenoidale Technik   88
Hepato-temporale Technik   91
Hüftelenkstechnik   100

Intraorale Technik zur Korrektur von Gaumen, Os vomer und Siebbeinzellen   84
Intravocale Unterkiefertechnik   180
Intravokal-Technik für das Os zygomaticum   160

Kombinationstechnik für Os frontale und Os occipitale   132
Kombinierte Duralschaukel- und Occiput-Sacrum-Technik   104

Lifting des Os parietale   148
Lösen der Sutura lamboidea rechts und parietotemporal   36

Verzeichnis der Grifftechniken

Lösung der Paravertebralmuskulatur 95
Lösung des Beckendiaphragmas über das Os pubis 224

Mobilisationstechnik der oberen Thoraxapertur 93

Obere Quadrantentechnik bei Kindern 76
Obere Quadrantentechnik beim Erwachsenen 227
Oberkiefertechnik 171
Oberkiefertechnik extern 174
Occiput-Sacrum-Technik bei Kindern 73
Öffnung der Ossa nasalia 167
Öffnung des cervicothorakalen Übergangs 216
Ohrzug-Technik zur Behandlung des Os temporale 143
Osteopathische Faszientechnik am cervicothorakalen Übergang 217
Osteopathische Technik zur Entspannung der intracranialen Membranen mit besonderer Wirkung auf das Fulcrum 131

Parieto-umbilikale Technik 89

Ruhepunktinduzierung an den Füßen 39

Sacraltechnik in Seitenlage – untere Quadrantentechnik 225
Sacrum-Kontaktaufnahme 210
Sacrum-Technik bei Säuglingen und Kleinkindern 63
Sacrumtechnik 100
Schädelpalpation 57
Siebbeinzellen-Korrektur 85
Sphenobasilargelenk-Technik 152
Sphenobasilargelenk-Technik bei Säuglingen 67
Sphenoid-Technik 151
Sphenoid-Technik bei Säuglingen 68

Stimulation des Ganglion pterygopalatinum 176
Sutherland-Griff 44

Technik für den Musculus sternocleidomastoideus 144
Technik zur Anregung des Buccinator-Mechanismus nach Brondo 86
Technik zur Behandlung des Os lacrimale 164
Technik zur Einleitung einer osteopathischen Behandlung 105
Technik zur Entspannung des Foramen magnum 129
Technik zur Entspannung des M. pterygoideus externus 155
Technik zur Entspannung des Unterkiefers 178
Technik zur Entspannung des Zwerchfells 107
Technik zur Induktion motorischer Ruhe 220
Technik zur Lösung der Sutura frontonasalis und frontomaxillaris 138
Technik zur Lösung von Restriktionen am Temporo-mandibular-Gelenk und Zungenboden 181
Technik zur Tiefenentspannung des zentralen Nervensystems 199
Thoraco-occipitale Technik 86
Tonus-Regulationstechnik 106
Traktion des Os frontale 136

Variante der Occiput-Sacrumtechnik 104
Viszero-frontale Technik 90
Viszero-occipitale Technik 87
Viszero-parietale Technik beidseitig 88
Viszero-temporale Technik 92
Viszero/Kranio-Klaviertastentechnik 92
Vomer-Technik 163

Zehn-Finger-Kontakt zur Anhebung des Os frontale 137
Zygomaticum-Technik 159

Büchereien Wien
DVR: 0000191
SBW-38372944